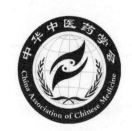

团 体 标 准

中医骨伤科临床诊疗指南

U0272976

2019-01-30 发布   2020-01-01 实施

中华中医药学会 发布

图书在版编目(CIP)数据

中医骨伤科临床诊疗指南／中华中医药学会编. —北京：
中国中医药出版社，2020.9
ISBN 978 - 7 - 5132 - 5825 - 8

Ⅰ. ①中… Ⅱ. ①中… Ⅲ. ①中医伤科学 - 指南
Ⅳ. ①R274 - 62

中国版本图书馆 CIP 数据核字（2019）第 239210 号

中华中医药学会
中医骨伤科临床诊疗指南

*

中 国 中 医 药 出 版 社 出 版
北京经济技术开发区科创十三街 31 号院二区 8 号楼
邮政编码 100176
网址 www.cptcm.com
传真 010 - 64405750
三河市同力彩印有限公司印刷
各地新华书店经销

*

开本 880×1230 1/16 印张 10 字数 285 千字
2020 年 9 月第 1 版 2020 年 9 月第 1 次印刷

*

书号 ISBN 978 - 7 - 5132 - 5825 - 8 定价 80.00 元

*

社长热线 010 - 64405720
购书热线 010 - 89535836
维权打假 010 - 64405753

微信服务号 zgzyycbs
微商城网址 https://kdt.im/LIdUGr
官方微博 http://e.weibo.com/cptcm
天猫旗舰店网址 https://zgzyycbs.tmall.com

序 言

为落实好 2014 年中医药部门公共卫生服务补助资金中医药标准制修订项目工作任务，受国家中医药管理局政策法规与监督司委托，中华中医药学会开展对中医临床诊疗指南制修订项目进行技术指导和质量考核评价、审查和发布等工作。此次中医临床诊疗指南制修订项目共计 240 项，根据学科分为内科、外科、妇科、儿科、眼科、骨伤科、肛肠科、皮肤科、糖尿病、肿瘤科、整脊科、耳鼻喉科 12 个专业领域，分别承担部分中医临床诊疗指南制修订任务。根据《2015 年中医临床诊疗指南制修订项目工作方案》（国中医药法监法标便函〔2015〕3 号）文件要求，中华中医药学会成立中医临床诊疗指南制修订专家总指导组和 12 个学科领域专家指导组，指导项目组按照双组长制开展中医临床诊疗指南制修订工作（其中有 8 个项目未按期开展）。在中医临床诊疗指南制修订专家总指导组的指导下，中华中医药学会组织专家起草印发了《中医临床诊疗指南制修订技术要求（试行）》《中医临床诊疗指南制修订评价方案（试行）》《中医临床诊疗指南（草案）格式说明及规范（试行）》等文件，召开中医临床诊疗指南制修订培训会及论证会 20 余次，组织专家 280 余人次召开 25 次中医临床诊疗指南制修订项目审查会，经 2 次中医临床诊疗指南制修订专家总指导组审议，完成中医临床诊疗指南制修订工作。其中，有 171 项作为中医临床诊疗指南发布，56 项以中医临床诊疗专家共识结题，5 项以中医临床诊疗专家建议结题。按照中医临床诊疗指南制修订审议结果，结合各项目组实际情况，对中医临床诊疗指南进行编辑出版，供行业内参考使用。

附：中医临床诊疗指南制修订专家总指导组和中医骨伤科临床诊疗指南制修订专家指导组名单

中医临床诊疗指南制修订专家总指导组

中医骨伤科临床诊疗指南制修订专家指导组

目　次

ICS 11.120
C 05

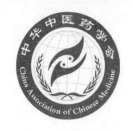

团 体 标 准

T/CACM 1159—2019

中医骨伤科临床诊疗指南
腕管综合征

Clinical guidelines for diagnosis and treatment of orthopedics
and traumatology in TCM
Carpal tunnel syndrome

2019-01-30 发布

2020-01-01 实施

中 华 中 医 药 学 会 发布

前　言

本指南按照 GB/T 1.1—2009 给出的规则起草。

本指南代替 ZYYXH/T 400—2012　腕管综合征，与 ZYYXH/T 400—2012 腕管综合征相比的主要技术变化如下：

——增加前言、引言内容（见前言及引言部分）。

——增加"范围"中指南的适用范围描述（见 1）。

——修改"诊断要点"中"病史"的描述，对腕管综合征的常见发病年龄重新界定（见 3.1.1，见 2012 年版本的 3.1.1）。

——删除"特殊检查"中其他协助诊断的特殊检查（见 2012 年版本的 3.1.3.3）。

——将"影像检查"和"电生理检查"加入到"辅助检查"中（见 3.1.4）。

——修改"影像检查"中的内容描述，对影像检查按照临床常用程度进行排列，并删除专家普遍认为临床不常用的造影检查（见 3.1.4.1、2012 年版本的 3.1.4）。

——修改"电生理检查"中的内容描述（见 3.1.4.2、2012 年版本的 3.1.5）。

——删除"鉴别诊断"中"颈肋""脊髓肿瘤"项目（见 2012 年版本的 3.2.1 和 3.2.4）。

——增加"鉴别诊断"中"胸廓出口综合征"项目（见 3.2.2）。

——修改"鉴别诊断"中"颈椎病与颈椎间盘突出症"的题目和内容，对 2012 版本中与"颈椎病和颈椎间盘突出症"相鉴别进行细化（见 3.2.1、2012 年版本的 3.2.2）。

——将"辨证"修改为"分期"（见 4）。

——修改"早期"中的内容描述，增加舌脉的描述，突出中医辨证特点（见 4.1、2012 年版本的 4.1）。

——修改"中期"中的内容描述，增加舌脉的描述，突出中医辨证特点（见 4.2、2012 年版本的 4.2）。

——修改"后期"中的内容描述，增加舌脉的描述，突出中医辨证特点（见 4.3、2012 年版本的 4.3）。

——修改"治疗原则"中的内容描述，简化概述性描述，删除没有依据的描述（见 5.1、2012 年版本的 5.1）。

——修改"非手术治疗"中的顺序及内容，按照临床常用程度进行排序（见 5.2、2012 年版本的 5.2）。

——修改"针灸治疗"中的内容描述，并重点对针灸治疗的适应证、禁忌证、注意事项进行了描述，同时不对操作原理、时间、疗程等进行推荐（见 5.2.1、2012 年版本的 5.2.3）。

——增加"针刺治疗""电针治疗""温针灸""隔姜灸"的内容（见 5.2.1.1 – 5.2.1.4）。

——修改"手法治疗"的内容，重点强调手法的治疗作用机制、适应证、禁忌证及注意事项（见 5.2.2、2012 年版本的 5.2.1）。

——删除"推揉疏通法""按揉舒筋法""拇指提拔法""温经活血、快速多指松散法"（见 2012 年版本的 5.2.1.1 – 5.2.1.4）。

——删除"药物治疗"下的总论句子（见 2012 年版本的 5.2.2）。

——增加"中药外用"内容，并重点对中药外用的适应证、禁忌证、注意事项进行描述，同时对"中药熏洗"和"中药外敷"两种疗法进行推荐（见5.2.3.1）。

——修改"中药内服"内容，2012 年版本中将中药内服、外用的方药混淆，故本版本将其放入中药内服部分，同时仅对不同分期的中药治疗原则做一推荐，不对具体方药进行推荐（见5.2.3.2、2012 年版本的5.2.2）。

——增加"西药治疗"内容，在特定时期推荐采用西药进行治疗（见5.2.3.3）。

——修改"固定治疗"中的内容描述（见5.2.4、2012 年版本的5.2.4）。

——增加"针刀治疗"内容，并重点对针刀治疗的适应证、禁忌证、注意事项进行描述，以规范临床操作（见5.2.5）。

——修改"封闭治疗"中的内容描述，并重点对封闭治疗的适应证、禁忌证、注意事项进行描述，以规范临床操作（见5.2.6、2012 年版本的5.2.5）。

——修改"手术治疗"中的内容描述，并重点对手术治疗的适应证、禁忌证进行描述，以规范临床应用（见5.3、2012 年版本的5.3）。

——依据循证医学方法，在"针刺治疗""电针治疗""温针灸""隔姜灸""手法治疗""中药熏洗""中药外敷""中药内服""西药治疗""固定治疗""针刀治疗""封闭治疗""手术治疗""预防和调护"部分增加推荐级别（见5.2.1.1、5.2.1.2、5.2.1.3、5.2.1.4、5.2.2、5.2.3.1.1、5.2.3.1.2、5.2.3.2、5.2.3.3、5.2.4、5.2.5、5.2.6、5.3、6）。

本指南由中华中医药学会提出并归口。

本指南主要起草单位：天津中医药大学第一附属医院。

本指南参与起草单位：长春中医药大学附属医院、福建中医药大学附属第二医院、上海中医药大学附属曙光医院、浙江中医药大学附属第三医院、云南省中医医院、武汉市中医院、上海中医药大学附属龙华医院、安徽中医药大学第二附属医院、天津市中医药研究院附属医院。

本指南主要起草人：王金贵、丛德毓、齐伟、李长辉、石瑛、吕立江、王春林、高扬、莫文、朱俊琛、赵强、李华南、海兴华。

本指南于 2012 年 7 月首次发布，2019 年 1 月第一次修订。

引　言

2014 年，国家中医药管理局下达中医临床诊疗指南和治未病标准制修订项目，同时为落实好2014 年中医药部门公共卫生服务补助资金中医药标准制修订项目工作任务，由天津中医药大学第一附属医院承担《中医骨伤科临床诊疗指南·腕管综合征》（项目编号：SATCM—2015—BZ〔013〕）修订任务，为腕管综合征中医药临床诊疗提供参考与规范，提高腕管综合征的中医临床诊疗水平，促进中医药的进步与发展。

腕管综合征是临床常见的骨伤科疾病之一，临床表现为桡侧 3～4 个手指麻木、疼痛，夜间或清晨较明显，疼痛有时放射到肘，有时表现为拇指外展、对掌无力及动作不灵活，国外报道腕管综合征的发病率为 2.1%。关于本病的治疗，目前国内发布的诊疗指南有《中华医学会临床诊疗指南》和《中医骨伤科常见病诊疗指南》，内容多为专家共识，且指南制订的方法学质量不高，循证医学证据支持不足。而基于循证医学的腕管综合征中医临床实践指南的研制具有极其重要的意义，有助于循证医学的原则在临床医疗实践中得到贯彻和实施，规范中医药临床诊疗技术，促进医疗服务质量，帮助临床医生和患者选择最佳的治疗方案和决策，取得更好疗效。区别于西医学，在腕管综合征的中医临床实践指南制订中体现辨证论治的特色和优势，建立既符合循证医学方法学要求、又体现中医药诊疗核心内容的方法学框架至关重要。本指南内容主要是基于循证医学原则及中医文献依据分级标准，结合专家共识、专家论证、同行征求意见、临床评价，对《中医骨伤科常见病诊疗指南·腕管综合征》进行系统修订。

本指南从范围、术语和定义、诊断、分期、治疗、预防和调护等方面对腕管综合征的诊疗流程进行规范，旨在为中医骨伤科、中西医结合骨科、推拿科、康复科、针灸科、中医科等相关临床医生提供诊疗指导和参考。治疗部分分为非手术治疗和手术治疗两大部分，并分别阐述各种治疗方法的适应证及推荐级别。非手术治疗部分主要包括针灸治疗、手法治疗、药物治疗、固定治疗、针刀治疗、封闭治疗等；手术治疗部分主要以腕管切开松解减压术和内镜松解减压术为主。本指南内容主要是基于循证医学原则及中医文献依据分级标准制订，具有较好的临床适用性、安全性及有效性。

中医骨伤科临床诊疗指南　腕管综合征

1　范围

本指南提出腕管综合征的诊断、辨证和治疗。

本指南适用于腕管综合征的诊断和治疗。

本指南适合中医骨伤科、中西医结合骨科、推拿科、康复科、针灸科、中医科等相关临床医师使用。

2　术语和定义

下列术语和定义适用于本指南。

腕管综合征 Carpal tunnel syndrome

腕管综合征是由于腕管内容积减少或压力增高，使正中神经在管内受压，以桡侧 3～4 个手指麻木、疼痛，夜间或清晨较明显，疼痛有时放射到肘，有时以拇指外展、对掌无力及动作不灵活为主要表现而形成的综合征[1]。

3　诊断

3.1　诊断要点

3.1.1　病史

本病好发于女性，常见年龄为 30～60 岁，一般为单侧发病，也可双侧发病[2]，优势手更易受累且程度较重[1]。

3.1.2　症状、体征

本病特征性症状为拇指、示指、中指麻木、疼痛，开始为间歇性，渐呈持续性、进展性，常在夜间或清晨及劳累时加重，甩手、局部按摩或上肢悬垂于床边时症状缓解。严重者表现为鱼际肌萎缩，不能做抓、握、搓、捻等动作，桡侧三指皮肤发干、发凉、色泽改变，甚至形成溃疡等[1]。

3.1.3　特殊检查[3]

3.1.3.1　腕叩诊试验（Tinel 征）

在腕横韧带近侧缘处，用手指叩击正中神经部位，手部的正中神经支配区出现放射性疼痛或感觉异常，即为阳性。

3.1.3.2　屈腕试验（Phalen 试验）

患者肘部置于检查台，前臂与地面保持垂直，自由垂腕，40 秒后症状加重者，即为阳性。

3.1.3.3　前臂正中神经加压试验

屈腕后再强力屈拇指、示指、中指，或屈腕时拇指用力压示、中指尖，症状加重即为阳性。

3.1.4　辅助检查

3.1.4.1　影像检查

超声检查可以从形态上反映病变的正中神经，且操作简便，价格便宜，早期诊断的应用价值大；常规 X 线摄片可对腕管的外伤骨折提供诊断依据；MRI 检查可作为辅助手段反映正中神经受压变性的程度。

3.1.4.2　电生理检查

神经－肌电图检查可发现正中神经在腕部的潜伏期延长，波幅降低，对于本病的诊断、鉴别诊断、手术适应证的确定，以及治疗效果的评价均有重要价值，是目前最常用的检测方法[1]。

3.2　鉴别诊断[1]

3.2.1　神经根型颈椎病

由于神经根受压引起的麻木区不单在手指，前臂也有感觉减退区；运动、腱反射也出现某一神经根受压的变化，但屈腕试验与腕叩诊试验（Tinel 征）为阴性；颈椎 CT 或 MRI 检查，存在神经根受压表现可资鉴别。

3.2.2 胸廓出口综合征

可有手部发麻或疼痛症状，但以尺神经支配的前臂和手的内侧及第 4、5 手指的侧面为主；患者往往伴有血管症状，如手指发冷、发绀，以及桡动脉搏动较另一侧减弱；Adson 试验阳性；胸部和颈椎 X 线摄片和尺神经传导速度测定等可资鉴别。

3.2.3 多发性神经炎

常是双侧发病，不限于正中神经，尺、桡神经也受累，呈手套状之感觉麻木区。

4 分期[1]

4.1 早期

气血瘀滞，经脉不畅。表现为拇、示、中指麻木、刺痛，感觉异常。舌质紫暗或有瘀点、瘀斑，脉弦涩。

4.2 中期

气血不足，肢体筋肉失养。表现为鱼际肌萎缩，不能做抓、握、搓、捻等动作。舌质淡白，苔白，脉细弱。

4.3 后期

气血不足，肝肾亏虚。表现为桡侧三指皮肤发干、发凉及色泽改变，甚至溃疡形成。舌质淡白，少苔或无苔，脉沉弱。

5 治疗

5.1 治疗原则[1]

治疗分非手术治疗和手术治疗。其治疗的目的是对卡压的正中神经实施有效方法，以解除压迫。

5.2 非手术治疗

5.2.1 针灸治疗

针灸治疗主要包括针刺治疗、电针治疗、温针灸、隔姜灸等治疗方法。

适应证：早、中、后期腕管综合征患者均适用。

禁忌证：腕管综合征若合并传染性疾病或有出血倾向的血液病患者禁用；妇女行经期及孕妇慎用。

注意事项：严格无菌观念，做好消毒工作，避免发生感染事故；行温针灸、隔姜灸治疗时，应防止艾火烧伤皮肤。

5.2.1.1 针刺治疗（推荐级别：C)[2,4-8]

治则：疏通经络，活血止痛。

常用穴：阳溪、外关、合谷、劳宫等穴。

5.2.1.2 电针治疗（推荐级别：C)[9-13]

治则：疏通经络，活血止痛。

常用穴：大陵、外关、阳溪、内关、合谷、劳宫等穴。

5.2.1.3 温针灸（推荐级别：C)[14-16]

治则：温经散寒，疏经导滞，祛瘀散结，活血止痛。

常用穴：大陵、内关、阳溪等穴。

5.2.1.4 隔姜灸（推荐级别：E)[17]

治则：温经散寒，除湿通络，活血祛瘀。

常用穴：大陵、内关等穴。

5.2.2 手法治疗（推荐级别：C)[1,18]

手法治疗种类很多，目的是提高软组织的耐力，改善肌萎缩，减轻局部压力，促进局部血液循环，达到舒筋活络、消肿止痛的效果。

适应证：早、中、后期腕管综合征患者均适用，尤其对早期腕管综合征患者疗效较好。

禁忌证：腕管综合征若合并传染性、结核性、感染性疾病，严重骨质疏松，心、脑、肺系疾病及有出血倾向的血液病，腕部皮肤有皮肤破损或严重皮肤病者，禁忌使用。

注意事项：行局部手法治疗时手法宜轻柔，避免过度刺激加重临床症状。

5.2.3 药物治疗

5.2.3.1 中药外用

中药外用在周围神经病变等疾病的治疗中具有较好的疗效，且局部药物外用，可有效减少全身用药带来的不良反应。

适应证：早、中、后期腕管综合征患者均适用。

禁忌证：对药物过敏、腕部有皮肤破损或严重皮肤病患者禁用。

注意事项：外用中药时，温度要以患者能够耐受为度，注意避免烫伤皮肤，尤其是对皮肤感觉迟钝者。

5.2.3.1.1 中药熏洗（推荐级别：E）[19,20]

选用祛风除湿、舒筋活血、通络止痛类中药，局部外用熏洗治疗。

5.2.3.1.2 中药外敷（推荐级别：E）[21,22]

选用活血化瘀、软坚散结、温经通络、除湿消肿类中药，局部外敷治疗。

5.2.3.2 中药内服（推荐级别：E）[1]

中药内服主要在辨证基础上应用，治疗注重以通为用。早期以活血通络为治则；中期以益气活血通络为治则；后期以调养气血、温经通络、补益肝肾为治则。

注意事项：内服中药时应忌烟酒，忌食辛辣、油腻等食物。

5.2.3.3 西药治疗（推荐级别：B）[23,24]

早期疼痛、麻木症状较甚者，可酌情予以类固醇、非甾体抗炎药及神经营养类药物治疗。

5.2.4 固定治疗（推荐级别：B）[2,24-26]

固定治疗对缓解症状和改善腕关节功能状态是有效的。以外固定支具将腕关节固定于旋转中立位，此时腕管内压力最低，观察1~2周。如果症状缓解，可解除固定。

5.2.5 针刀治疗（推荐级别：C）[27-31]

针刀治疗腕管综合征主要通过切割、疏通、剥离以松解腕横韧带等组织，松解肌肉，减少粘连，扩大腕管内容量，使腕管内的正中神经减压，改善腕管内血液循环，加强血供，解除神经异常症状，使腕部恢复动态平衡，症状得以改善。

适应证：早、中、后期腕管综合征患者均适用；或行其他非手术治疗无效者。

禁忌证：若合并高血压、心脏疾患、糖尿病等疾病者慎用；若合并凝血功能障碍者禁用。

注意事项：进刀一定要紧贴桡侧腕屈肌腱的内侧缘，因为肌腱的外侧缘是桡动静脉和神经走行部位，如果进刀位置向腕部中间移动就可能损伤正中神经。此外，在切开腕横韧带时，要询问患者的针感，若诉有麻木或电击样感觉时，应立即移动刀锋[31]。

5.2.6 封闭治疗（推荐级别：B）[2,24,32,33]

封闭疗法可促进腕部肿胀的消散和吸收，加速血液循环，改善营养状况，防止软组织粘连、纤维化和骨化；消除或减轻腕部的炎症及疼痛，防止痉挛，有利于功能恢复；消除原发病灶的疼痛刺激，防止其病理反应的发生。

适应证：推荐在手术治疗前使用[3]。

禁忌证：若合并肿瘤、结核、血管瘤、骨性压迫、妊娠、糖尿病、青光眼或活动性胃溃疡者禁用。

注意事项：操作时应注意保证药物注入腕管，避免注入正中神经；注射完毕后，应活动手指和腕关节，使药物均匀扩散，更好地发挥药物的作用。

5.3 手术治疗（推荐级别：A）[1,34,35]

主要术式：腕管切开松解减压术、内镜松解减压术等。

适应证：适用于中期、后期腕管综合征患者，或非手术治疗无效者。

禁忌证：伴有全身性疾病、不能耐受手术者及局部有炎症或感染病灶者禁用。

6 预防和调护（推荐级别：E）[1,36]

腕管综合征预防的关键是营造健康的工作环境和正确操作以进行自我保护，让工作环境能够适合人的生理解剖特点。减少长期反复的、强迫性的手臂劳作，改变不正确的手腕放置姿势，可降低腕管综合征发生的风险。

腕管综合征疼痛减轻时，应加强练习各指的伸屈活动；练习腕伸屈及前臂旋转活动，防止失用性肌萎缩及粘连；术后及早开始功能锻炼。

参 考 文 献

［1］中华中医药学会. 中医骨伤科常见病诊疗指南［M］. 北京：人民卫生出版社，2012.

［2］严隽陶. 普通高等教育"十五"国家级规划教材·推拿学［M］. 北京：中国中医药出版社，2003.

［3］Clinical practice guideline on the treament of carpal tunnel syndrome，AAOS，2008.

［4］陈宁. 针灸治疗腕管综合征 98 例［J］. 江苏中医，1995（2）：28. （证据分级：Ⅴ MINORS 条目评分：8 分）

［5］马庆林. 针刺治疗腕管综合征 40 例［J］. 陕西中医，1988（3）：133. （证据分级：Ⅴ MINORS 条目评分：8 分）

［6］杨振辉，司健，张悦. 针刺治疗腕管综合征 12 例［J］. 中国针灸，2004（6）：39. （证据分级：Ⅴ MINORS 条目评分：8 分）

［7］Khosrawi S，Moghtaderi A，Haghighat S. Acupuncture in treatment of carpal tunnel syndrome：A randomized controlled trial study［J］. J Res Med Sci，2012，17（1）：1 – 7. （证据分级：Ⅱ Jadad 条目评分：6 分）

［8］Yao E，Gerritz PK，Henricson E，et al. Randomized controlled trial comparing acupuncture with placebo acupuncture for the treatment of carpal tunnel syndrome［J］. PM R，2012，4（5）：367 – 373. （证据分级：Ⅱ Jadad 条目评分：5 分）

［9］赵惠，刘蕾，徐金枝，等. 电针为主治疗腕管综合征 25 例［J］. 中国中医药现代远程教育，2012（21）：55 – 56. （证据分级：Ⅱ MINORS 条目评分：15 分）

［10］夏秋，刘效巍，王秀丽，等. 电针为主治疗腕管综合征疗效观察［J］. 中国针灸，2013（8）：700 – 702. （证据分级：Ⅴ MINORS 条目评分：8 分）

［11］王聪亮，张云亮. 电针治疗腕管综合征术后 22 例报道［J］. 医学信息（中旬刊），2010（4）：880 – 881. （证据分级：Ⅴ MINORS 条目评分：12 分）

［12］Maeda Y，Kettner N，Lee J，et al. Acupuncture evoked response in somatosensory and prefrontal cortices predicts immediate pain reduction in carpal tunnel syndrome［J］. Evid Based Complement Alternat Med，2013：795906. （证据分级：Ⅱ Jadad 条目评分：4 分）

［13］Kumnerddee W，Kaewtong A. Efficacy of acupuncture versus night splinting for carpal tunnel syndrome：a randomized clinical trial［J］. J Med Assoc Thai，2010，93（12）：1463 – 1469. （证据分级：Ⅱ Jadad 条目评分：3 分）

［14］陈仲新，程彬，黄松琴. 温针灸治疗早期腕管综合征 46 例［J］. 陕西中医，2007（7）：892 – 893. （证据分级：Ⅱ Jadad 条目评分：3 分）

［15］徐文亮，徐曦. 温针灸治疗腕管综合征［J］. 安徽中医临床杂志，1999（3）：188. （证据分级：Ⅴ MINORS 条目评分：12 分）

［16］蔡承全. 温针灸治疗腕管综合征的临床分析［J］. 内蒙古中医药，2014（30）：61. （证据分级：Ⅴ MINORS 条目评分：8 分）

［17］杨永晖. 隔姜灸治疗腕管综合征 32 例［J］. 安徽中医临床杂志，1999（4）：258. （证据分级：

Ⅴ MINORS 条目评分：8 分)

[18] Moraska A, Chandler C, Edmiston – Schaetzel A, et al. Comparison of a targeted and general massage protocol on strength, function, and symptoms associated with carpal tunnel syndrome：a randomized pilot study [J]. J Altern Complement Med, 2008, 14 (3)：259 – 267. (证据分级：Ⅱ Jadad 条目评分：4 分)

[19] 张媛, 李森, 谢发清. 中药熏洗治疗腕管综合征 23 例疗效分析 [J]. 内蒙古中医药, 2011 (16)：3 – 4. (证据分级：Ⅴ MINORS 条目评分：8 分)

[20] 侯德光. 熏洗法治疗腕管综合征 21 例报告 [J]. 中国中医骨伤科杂志, 1989 (4)：33. (证据分级：Ⅴ MINORS 条目评分：8 分)

[21] 杨启进. 加味乌头散外敷治疗腕管综合征 [J]. 中国中医骨伤科, 1994 (5)：30. (证据分级：Ⅴ MINORS 条目评分：8 分)

[22] 陈立芳, 王晓风. 外敷法在腕管综合征中的应用 [J]. 江西中医药, 1995 (3)：43. (证据分级：Ⅴ MINORS 条目评分：8 分)

[23] Chang MH, Chiang HT, Lee SS, et al. Oral drug of choice in carpal tunnel syndrome [J]. Neurology, 1998, 51 (2)：390 – 393. (证据分级：Ⅱ Jadad 条目评分：5 分)

[24] Piazzini DB, Aprile I, Ferrara PE, et al. A systematic review of conservative treatment of carpal tunnel syndrome [J]. Clin Rehabil, 2007, 21 (4)：299 – 314. (证据分级：Ⅰ AMSTAR 条目评分：7 分)

[25] 廖维靖. 腕管综合征的客观测定与夹板的使用 [J]. 国外医学 (物理医学与康复学分册), 1992 (3)：140 – 141. (证据分级：Ⅴ MINORS 条目评分：12 分)

[26] 江澜, 陶泉, 沈晓艳, 等. 支具在腕管综合征中的应用 [J]. 中国康复, 2002 (3)：157 – 158. (证据分级：Ⅴ MINORS 条目评分：11 分)

[27] 胡达鎏, 栾召婷, 万全庆. 针刀治疗腕管综合征 40 例疗效观察 [J]. 浙江中医杂志, 2014 (3)：204 – 205. (证据分级：Ⅱ Jadad 条目评分：1 分)

[28] 李有成, 张智. 小针刀治疗腕管综合征 30 例 [J]. 现代中西医结合杂志, 2011 (10)：1237. (证据分级：Ⅴ MINORS 条目评分：8 分)

[29] 阮宜骏, 王健, 罗琼佳. 针刀治疗桡管综合征 37 例 [J]. 中医外治杂志, 2011 (2)：40 – 41. (证据分级：Ⅴ MINORS 条目评分：8 分)

[30] 李乐敬. 针刀治疗腕管综合征 60 例疗效观察 [J]. 中国卫生产业, 2011, 34：117. (证据分级：Ⅴ MINORS 条目评分：8 分)

[31] 陈新. 针刀治疗腕管综合征 [J]. 福建中医药, 1998 (3)：28 – 29. (证据分级：Ⅴ MINORS 条目评分：5 分)

[32] O'Connor D, Marshall S, Massy – Westropp N. Non – surgical treatment (other than steroid injection) for carpal tunnel syndrome [J]. Cochrane Database Syst Rev, 2003 (1)：D3219. (证据分级：Ⅰ AMSTAR 条目评分：9 分)

[33] 侍建霞, 李庆敏. 醋酸泼尼松龙注射液封闭治疗腕管综合征 43 例分析 [J]. 中国伤残医学, 2014, 4：74. (证据分级：Ⅴ MINORS 条目评分：8 分)

[34] Verdugo RJ, Salinas RA, Castillo JL, et al. Surgical versus non – surgical treatment for carpal tunnel

syndrome [J]. Cochrane Database Syst Rev, 2008 (4)：D1552. （证据分级：Ⅰ AMSTAR 条目评分：10 分）

[35] Hoefnagels WA, van Kleef JG, Mastenbroek GG, et al. Surgical treatment of carpal tunnel syndrome：endoscopic or classical (open) A prospective randomized trial [J]. Ned Tijdschr Geneeskd, 1997, 141 (18)：878 –882. （证据分级：Ⅰ Jadad 条目评分：4 分）

[36] 邹玲, 莫建英. 中药熏敷结合超短波治疗轻中度腕管综合征的观察护理及预防 [J]. 中国医药科学, 2014 (12)：96 –98. （证据分级：Ⅴ MINORS 条目评分：11 分）

ICS 11.120
C 05

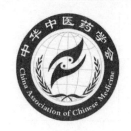

团 体 标 准

T/CACM 1161—2019

中医骨伤科临床诊疗指南
第三腰椎横突综合征

Clinical guidelines for diagnosis and treatment of orthopedics
and traumatology in TCM
Third lumbar transverse process syndrome

2019-01-30 发布　　　　　　　　　　　　2020-01-01 实施

中华中医药学会 发布

前　言

本指南按照 GB/T 1.1—2009 给出的规则起草。

本指南代替了 ZYYXH/T 375—2012　第三腰椎横突综合征，与 ZYYXH/T 375—2012　第三腰椎横突综合征相比主要技术变化如下：

——增加前言、引言内容（见前言及引言部分）。

——增加"范围"中指南的适用范围描述（见1）。

——修改第三腰椎横突综合征的定义（见2、2012 年版本的2）。

——修改"诊断要点"中对"病史"的描述（见3.1.1、2012 年版本的3.1.1）

——修改"诊断要点"中对"症状体征"的描述，改为"临床表现"，并对其描述进行修改，删除查体时的正常表现（见3.1.2、2012 年版本的3.1.2）。

——修改"影像检查"中的 X 线检查描述内容，增加 CT 及 MRI 检查内容（见3.1.3、2012 年版本的3.1.3）。

——修改"鉴别诊断"中"腰椎间盘突出症"的描述（见3.2.1、2012 年版本的3.2.1）。

——删除"鉴别诊断"中"腰椎肿瘤""腰椎结核"项目（见2012 年版本的3.2.2 和3.2.3）。

——增加"鉴别诊断"中腰椎横突骨折和"髂腰韧带损伤"项目（见3.2.2 和3.2.3）。

——增加"辨证"中"湿热腰痛证"项目，并修改"辨证"中的顺序，以临床常见程度进行排序（见4）

——合并"肾阳虚证"和"肾阴虚证"，为"肾虚腰痛证"项目（见4.3）。

——修改"治疗原则"中的内容描述（见5.1、2012 年版本的5.1）。

——修改"非手术治疗"中的顺序及内容，按照临床常用程度进行排序（见5.2、2012 年版本的5.2）。

——修改"手法推按治疗"项目，现为"推拿治疗"，并删除推拿操作的具体步骤，以概括性的手法及作用部位代替，增加手法操作的注意要点（见5.2.1、2012 年版本的5.2.1）。

——修改"针灸治疗"中的内容描述，规范格式，不对操作手法、时间、疗程等进行具体推荐（见5.2.2、2012 年版本的5.2.3）。

——增加"针刀治疗"内容，并重点对针刀治疗具体操作、注意事项进行描述，以规范临床操作（见5.2.3）。

——修改"封闭治疗"中的内容描述，删除基本已弃用的临床药物，详细描述基本操作方法（见5.2.4、2012 年版本的5.2.4）。

——增加"物理治疗"的内容（见5.2.5）。

——修改"中药内服"内容，"瘀滞证""寒湿证"标题现为"瘀血阻滞证""寒湿腰痛证"，与前面辨证内容相呼应（见5.2.6.2.1、5.2.6.2.2、2012 年版本的5.2.2.1.3、5.2.2.1.4）。

——增加"湿热腰痛"的"治法""主方""组成"等内容（见5.2.6.2.5）。

——增加"西药"内容，在特定时期推荐采用西药进行治疗（见5.2.6.3）。

——删除"手术治疗"的内容描述（见2012 年版本5.3）。

——修改"功能锻炼"为"日常调护"，并删除"卧硬板床"等无统一意见及文献依据的描述

（见6、2012年版本的5.4）。

——依据循证医学方法，在"推拿治疗""针灸治疗""针刀治疗""封闭治疗""物理治疗""中药外治""中药内治""中成药""西药""日常调护"部分增加推荐级别（见5.2.1、5.2.2、5.2.3、5.2.4、5.2.5、5.2.6.1、5.2.6.2、5.2.6.2.6、5.2.6.3、6）。

本指南由中华中医药学会提出并归口。

本指南主要起草单位：天津中医药大学第一附属医院。

本指南参与起草单位：长春中医药大学附属医院、福建中医药大学附属第二医院、上海中医药大学附属曙光医院、浙江中医药大学附属第三医院、云南省中医医院、武汉市中医院、上海中医药大学附属龙华医院、安徽中医药大学第二附属医院、天津市中医药研究院附属医院。

本指南主要起草人：王金贵、丛德毓、齐伟、李长辉、石瑛、吕立江、王春林、高扬、莫文、朱俊琛、赵强、齐伟、孙庆、房纬、董桦、李华南、赵娜、张玮、吴颖、孙士全、郭葵、韩一豪。

本指南于2012年7月首次发布，2019年1月第一次修订。

引　言

2014 年，国家中医药管理局下达中医临床诊疗指南和治未病标准制修订项目，同时为落实好 2014 年中医药部门公共卫生服务补助资金中医药标准制修订项目工作任务，由天津中医药大学第一附属医院承担《中医骨伤科临床诊疗指南·第三腰椎横突综合征》（项目编号：SATCM—2015—BZ〔016〕）修订任务，为第三腰椎横突综合征中医药临床诊疗提供参考与规范，提高第三腰椎横突综合征的中医药临床诊疗水平，促进中医药的进步与发展。

第三腰椎横突综合征是临床常见的骨伤科疾病之一，临床表现以第三腰椎横突处明显压痛为主要特征，常伴有下肢疼痛沿大腿后侧向下放射。关于本病的治疗，目前国内发布的诊疗指南有《中华医学会临床诊疗指南》和《中医骨伤科常见病诊疗指南》，内容多为专家共识，且指南制订的方法学质量不高，循证医学证据支持不足。而基于循证医学的第三腰椎横突综合征中医临床实践指南的研制具有极其重要的意义，有助于循证医学的原则在临床医疗实践中得到贯彻和实施，规范中医药临床诊疗技术，提高医疗服务质量，帮助临床医生和患者选择最佳的治疗方案和决策，取得更好的疗效。区别于西医学，在第三腰椎横突综合征的中医临床实践指南制订中体现了辨证论治的特色和优势，建立既符合循证医学方法学要求，又体现中医药诊疗核心内容的方法学框架至关重要。本指南内容主要是基于循证医学原则及中医文献，依据分级标准，结合专家共识、专家论证、同行征求意见、临床评价，对《中医骨伤科常见病诊疗指南·第三腰椎横突综合征》进行系统修订。

本指南从范围、术语和定义、诊断、辨证、治疗、日常调护等方面对第三腰椎横突综合征的诊疗流程进行了规范，旨在为中医骨伤科、中西医结合骨科、推拿科、康复科、针灸科、中医科等相关临床医生提供诊疗指导和参考。治疗分为非手术治疗和手术治疗两大部分，并尽可能阐述了各种治疗方法的适应证及推荐级别。非手术治疗主要包括推拿治疗、针灸治疗、药物治疗、封闭治疗、针刀治疗、物理治疗等六大部分；手术治疗部分主要以切除过长的横突尖及周围的炎性组织，并同时松解受压的股外侧皮神经为主。本指南内容主要是基于循证医学原则及中医文献，依据分级标准制订，具有较好的临床适用性、安全性及有效性。

中医骨伤科临床诊疗指南 第三腰椎横突综合征

1 范围

本指南规定了第三腰椎横突综合征的诊断、辨证和治疗。

本指南适用于第三腰椎横突综合征的诊断和治疗。

本指南适合中医骨伤科、中西医结合骨科、中医科、推拿科、康复科、针灸科等相关临床医师使用。

2 术语与定义

下列术语和定义适用于本指南。

第三腰椎横突综合征 Third lumbar transverse process syndrome

第三腰椎横突综合征是由于第三腰椎横突的解剖特点，使其所受的应力较大，加上部分患者第三腰椎横突过长或两侧不对称等解剖上的变异，导致第三腰椎横突周围组织的损伤，造成慢性腰痛，出现以第三腰椎横突处明显压痛为主要特征的疾病，亦称"第三腰椎横突滑囊炎"或"第三腰椎横突周围炎"。因其可影响邻近的神经纤维，故常伴有下肢疼痛沿大腿后侧向下放射。本病多见于青壮年，尤以体力劳动者常见。

3 诊断

3.1 诊断要点

3.1.1 病史[1-2]

有腰部扭伤史、腰部长期慢性劳损或腰部受凉史。

3.1.2 临床表现[2-5]

一侧慢性腰痛，晨起或弯腰疼痛加重，久坐直起困难，有时可沿臀部、大腿后侧向下放射，但不超过膝部。酸痛部位广泛，但不能指出具体的疼痛点，腰部容易疲劳。单一姿势难以持久维持，劳动后腰部症状明显加重。部分患者出现股前区弥漫性疼痛、内收肌群紧张、腹痛等症状。查体：慢性期无明显体征；急性发作时，腰部肌张力增高，运动功能受限，第三腰椎横突的顶端有压痛，呈结节状或有条索感。

3.1.3 影像检查

X 线摄片无特殊发现。CT 及 MRI 检查可作鉴别诊断的参考依据，或可见第三腰椎横突过长或肥大，椎旁局部软组织肿胀。

3.2 鉴别诊断[4,7]

3.2.1 腰椎间盘突出症

主要从以下两个方面鉴别。

压痛点不同：腰椎间盘突出症的压痛点主要在棘旁 1～2cm，典型的还有同侧下肢放射痛；第三腰椎横突综合征压痛在第三腰椎横突处明显。

腿痛的性质不同：腰椎间盘突出症多表现为相应的呈根性分布的腿痛，超过膝关节；第三腰椎横突综合征的腿痛一般不超过膝关节。

3.2.2 腰椎横突骨折

腰椎横突骨折有明显外伤史，X 线或 CT 检查可见横突骨质连续性破坏。

3.2.3 髂腰韧带损伤

髂腰韧带损伤压痛点固定在腰椎旁至髂峰之间，不向小腿放射；第三腰椎横突综合征压痛在第三腰椎横突处明显。

4 辨证[1,3]

4.1 瘀血阻滞证

腰痛如刺，痛有定处，痛处拒按，日轻夜重，轻者俯仰不便，重则不能转侧，舌质暗紫，或有瘀斑，脉涩。部分患者有跌打损伤史。

4.2 寒湿腰痛证

腰部冷痛重着，转侧不利，逐渐加重，静卧病痛不减，寒冷和阴雨天则加重，舌质淡，苔白腻，脉沉而迟缓。

4.3 肾虚腰痛证

4.3.1 肾阳虚证

腰部隐隐作痛，酸软无力，缠绵不愈；局部发凉，喜温喜按，遇劳更甚，卧则减轻；常反复发作，少腹拘急，面色㿠白，肢冷畏寒，舌质淡，脉沉细无力。

4.3.2 肾阴虚证

腰部隐隐作痛，酸软无力，缠绵不愈；心烦少寐，口燥咽干，面色潮红，手足心热，舌红少苔，脉弦细数。

4.4 湿热腰痛证

腰部热痛，酸痛沉重，甚则肢节红肿，烦热、自汗、口渴，二便赤涩，苔黄腻，脉数。

5 治疗

5.1 治疗原则

活血祛瘀，祛风除湿，补虚止痛。

5.2 治疗方法

5.2.1 推拿治疗（推荐级别：B)[3,8-9]

沿脊柱中线两侧肌肉做揉法、按法、摩法、滚法等放松类手法，按摩力量视患者情况而定，要使患者感到轻快舒适，切忌暴力。同时可在痛点（阿是穴）等重点部位做弹拨的手法，力量由轻到重，以增加疗效。

5.2.2 针灸治疗（推荐级别：B)[3,10-11]

适用于症状较轻者。常取阿是穴、腰痛点及肾俞、环跳、秩边、委中、承山等穴，可在痛点（阿是穴）用强刺激手法或温针灸。

5.2.3 针刀治疗（推荐级别：A)[12-15]

患者取俯卧位，进针点选择在患侧第三腰椎横突压痛最明显处，皮肤常规消毒。选用合适型号的针刀，针刀体垂直皮肤表面刺入，刀口接触骨面时进行剥离，肌肉和骨面之间有松动感时出针，针眼处按压片刻，贴创可贴。术后3天保持伤口清洁干燥，以防感染。

5.2.4 封闭治疗（推荐级别：E)[3]

对急、慢性腰痛均有疗效。患者取俯卧位，腹下垫枕，使腰前凸减少。两上肢置身旁，使腰部肌肉放松，然后确定压痛点，消毒皮肤及铺巾。将注射针刺入第三腰椎横突尖周围，抽吸针筒无回血后，将药物注入。

5.2.5 物理治疗（推荐级别：E)

可采用激光、蜡疗、超短波、离子导入等，以缓解炎症、减轻疼痛。

5.2.6 药物治疗

5.2.6.1 中药外治（推荐级别：B)[3,16-17]

外贴活血止痛类、跌打风湿类膏药，亦可配合海桐皮洗方等中药热敷或熏洗。

5.2.6.2 中药内治（推荐级别：D)[3]

5.2.6.2.1 瘀血阻滞证

治法：活血化瘀，行气止痛。

主方：地龙散（《证治准绳·类方》）加减。

组成：地龙、苏木、麻黄、当归、桃仁、黄柏、甘草、肉桂、杜仲、川续断、桑寄生、狗脊。

5.2.6.2.2 寒湿腰痛证

治法：宣痹，温经，通络。

主方：独活寄生汤（《备急千金要方》）加减。

组成：独活、桑寄生、杜仲、牛膝、细辛、秦艽、茯苓、肉桂、防风、川芎、人参、甘草、当归、芍药、干地黄。

5.2.6.2.3 肾阳虚证

治法：温补肾阳。

主方：补肾活血汤（《伤科大成》）加减。

组成：熟地黄、杜仲、枸杞子、补骨脂、菟丝子、当归、没药、山茱萸、红花、独活、肉苁蓉。

5.2.6.2.4 肾阴虚证

治法：滋补肾阴。

主方：知柏地黄丸（《景岳全书》）加减。

组成：知母、黄柏、熟地黄、山茱萸、牡丹皮、茯苓、泽泻、怀山药。

5.2.6.2.5 湿热腰痛证

治法：清利湿热，通络止痛。

主方：二妙散（《丹溪心法》）加减。

组成：黄柏、苍术、当归尾、赤芍、桃仁、天南星、牛膝、黄芩、连翘、羌活、红花、木通、甘草。

5.2.6.2.6 中成药（推荐级别：E)[3]

活血止痛、祛风除湿类中成药。

5.2.6.3 西药（推荐级别：E)

在急性期发作期疼痛剧烈时，可酌情使用非甾体类抗炎药、非皮质激素等药物。

6 日常调护（推荐级别：E)[3]

平时经常锻炼腰背肌，注意腰部保暖，勿受风寒。疼痛明显时应卧床休息，起床活动时可用腰围保护，以减轻疼痛，缓解肌肉痉挛。

参 考 文 献

[1] 王和鸣. 中医骨伤科学 [M]. 北京: 中国中医药出版社, 2015.

[2] 国家中医药管理局. 中华人民共和国中医药行业标准 (ZY/T001.1—001.9—94) · 中医病证诊断疗效标准 [S]. 南京, 1994: 202-203.

[3] 中华中医药学会. 中医骨伤常见病诊疗指南 [M]. 北京: 中国中医药出版社, 2012.

[4] 卢爱兰. 第三腰椎横突综合征 81 例误诊的原因分析及对策 [J]. 中国骨伤, 2010, 23 (7): 565-566.

[5] 施仁照. 第三腰椎横突综合征的某些特殊症状与体征 (附 200 例分析) [J]. 中国中医骨伤科杂志, 1990, 6 (2): 10-12.

[6] 杨利忠, 鲁俊东, 曾文忠. 第三腰椎横突综合征患者治疗前后 CT 表现对比分析 [J]. 白求恩医学杂志, 2015, 13 (2): 210-211, 226.

[7] 冯大雄, 鲁晓波, 宁文杰. 误诊和 (或) 误治为腰椎间盘突出症 20 例分析 [J]. 四川医学, 2002, 23 (6): 650-651.

[8] 井夫杰. 整脊推拿治疗第三腰椎横突综合征的临床疗效评价 [J]. 中国民间疗法, 2007, 15 (6): 56-57. (证据分级: Ⅰ Jadad 条目评分: 3 分)

[9] 潘家芬. 推拿治疗第三腰椎横突综合征 288 例临床观察分析 [J]. 福建医药杂志, 2000, 22 (3): 13-14. (证据分级: Ⅲ MINORS 条目评分: 14 分)

[10] Li X. Warm needling therapy for the third lumbar transverse process syndrome: A randomized controlled trial [J]. Journal of Acupuncture and Tuina Science, 2011, 9 (3): 196-198. (证据分级: Ⅰ Jadad 条目评分: 4 分)

[11] 徐福. 温针疗法治疗第三腰椎横突综合征的临床观察 [J]. 中国骨伤, 2010, 23 (6): 440-443. (证据分级: Ⅲ MINORS 条目评分: 16 分)

[12] 郭长青, 李石良, 乔晋琳, 等. 针刀松解法治疗第三腰椎横突综合征的多中心随机对照临床研究 [J]. 成都中医药大学学报, 2012, 35 (1): 20-23. (证据分级: Ⅰ Jadad 条目评分: 4 分)

[13] 张琥, 陆世昌, 张明才, 等. 针刀与针刺治疗第三腰椎横突综合征疗效比较 [J]. 上海中医药大学学报, 2012, 26 (6): 63-64. (证据分级: Ⅰ Jadad 条目评分: 3 分)

[14] 陈守相. 针刀法治疗第三腰椎横突综合征的临床随机对照研究 [J]. 深圳中西医结合杂志, 2014, 24 (2): 24-26. (证据分级: Ⅰ Jadad 条目评分: 3 分)

[15] 王永志, 董福慧, 钟红刚, 等. 针刀松解法治疗第三腰椎横突综合征的随机对照试验 [J]. 中国骨伤, 2009, 22 (6): 438-441. (证据分级: Ⅰ Jadad 条目评分: 3 分)

[16] 廖辉雄, 梁庆华, 林红霞. 聚焦超声波治疗第三腰椎横突综合征的临床观察 [J]. 陕西中医, 2012, 33 (7): 853-854. (证据分级: Ⅲ MINORS 条目评分: 17 分)

[17] 融恺, 吕发明. 中医贴敷治疗第三腰椎横突综合征临床疗效观察 [J]. 新疆中医药, 2014 (5): 29-31. (证据分级: Ⅰ Jadad 条目评分: 3 分)

ICS 11.120
C 05

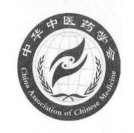

团 体 标 准

T/CACM 1179—2019

中医骨伤科临床诊疗指南
肩关节周围炎

Clinical guidelines for diagnosis and treatment of orthopedics
and traumatology in TCM
Frozen shoulder

2019-01-30 发布

2020-01-01 实施

中华中医药学会 发布

前　言

本指南按照 GB/T 1.1—2009 给出的规则起草。

本指南代替 ZYYXH/T 378—2012　肩关节周围炎，与 ZYYXH/T 378—2012　肩关节周围炎相比主要技术变化如下：

——增加前言、引言内容（见前言及引言部分）。

——增加"范围"部分指南的适用范围描述（见1）。

——增加对"病史"部分的描述，进一步细化男女发病率差异及复发等具体内容（见3.1）。

——增加对"症状、体征"的描述，进一步具体化主要疼痛部位或活动受限方向（见3.2）

——增加"自然病程与复发"条目（见3.4）

——增加"影像检查"部分内容，对 X 线和 CT 检查的阳性表现进行描述（见3.5）。

——增加"鉴别诊断"内容（见3.6）。

——增加"辨证"部分参考依据描述及三期辨证描述（见4）。

——修改"治疗原则"部分的描述，增加手术治疗原则，以及功能锻炼的重要性（见5.1、2012年版本的5.1）。

——增加中成药使用的推荐（见5.2.2）。

——修改中药外治部分的描述，进一步对中药外治方法进行分类（见5.2.3）。

——增加西药使用的推荐（见5.2.4）。

——修改"手法治疗"部分描述，增加手法治疗的原则，将原来所推荐的具体手法形式总结为基本手法和复合手法进行描述（见5.3、2012年版本的5.2）。

——增加"物理治疗"方法的推荐（见5.4）。

——增加"针刀松解"方法的推荐（见5.5）。

——增加"注射治疗"的推荐（见5.6）。

——增加"手术治疗"的推荐（见5.7）。

——修改"功能锻炼"部分的描述，对锻炼方法进行分类和推荐（见5.8、2012年版本的5.4）。

——增加"综合治疗"方法的推荐（见5.10）。

——增加预防与调摄的建议（见6）。

——依据循证医学方法，在"药物治疗""手法治疗""物理治疗""针刀松解""注射治疗""手术治疗""功能锻炼"部分增加推荐级别（见5.2、5.3、5.4、5.5、5.6、5.7和5.8）

本指南由中华中医药学会提出并归口。

本指南主要起草单位：上海中医药大学附属龙华医院。

本指南参与起草单位：广东省佛山市中医院、上海中医药大学附属曙光医院、复旦大学附属华东医院、黑龙江中医药大学附属第二医院、天津中医药大学附属第一医院、河南省中医院、湖南中医药大学附属第一医院、江苏省张家港中医院、甘肃省中医院、成都中医药大学附属医院。

本指南主要起草人：莫文、杨海韵、李盛华、王平、杜炯、吴弢、张杰、黄俊卿、卢敏、陆爱清、樊效鸿、叶洁、邬学群、马俊明、许金海、王国栋、陈妮、姚若愚、姚敏、莫伟、尹萌辰、薛瑞瑞、苏瑾、徐小丽、胡海、周明旺、蒋雷鸣、马永胜、程峰、高宁阳、严可。

本指南于2012年7月首次发布，2019年1月第一次修订。

引　言

　　2014 年，国家中医药管理局下达中医临床诊疗指南和治未病标准制修订项目，同时为落实好 2014 年中医药部门公共卫生服务补助资金中医药标准制修订项目工作任务，由上海中医药大学附属龙华医院承担《中医骨伤科临床诊疗指南·肩关节周围炎》（项目编号：SATCM—2015—BZ〔047〕）修订任务，为肩关节周围炎中医药临床诊疗提供参考与规范，提高肩关节周围炎的中医临床诊疗水平，促进中医药的进步与发展。

　　肩关节周围炎是临床常见的骨伤科疾病之一，临床表现为肩关节疼痛和活动功能障碍，好发于 40 岁以上中老年人。然而关于本病的治疗，目前国内发布的诊疗指南有《中华医学会临床诊疗指南》和《中医骨伤科常见病诊疗指南》，内容多为专家共识，且指南制订的方法学质量不高，循证医学证据支持不足。而基于循证医学的肩关节周围炎中医临床实践指南的研制具有极其重要的意义，有助于循证医学的原则在临床医疗实践中得到贯彻和实施，规范中医药临床诊疗技术，促进医疗服务质量，帮助临床医生和患者选择最佳的治疗方案和决策，取得更好的疗效。区别于西医学，在肩关节周围炎的中医临床实践指南制订中体现了辨证论治的特色和优势，建立既符合循证医学方法学要求、又体现中医药诊疗核心内容的方法学框架至关重要。本指南内容主要是基于循证医学原则及中医文献，依据分级标准，结合专家共识、专家论证、同行征求意见、临床评价，对《中医骨伤科常见病诊疗指南·肩关节周围炎》进行系统修订。

　　本指南从范围、术语和定义、诊断、辨证、治疗、预防与调摄等方面对肩关节周围炎的诊疗流程进行了规范，旨在为中医骨伤科、中西医结合骨科、中医科、康复科等相关临床医生提供诊疗指导和参考。治疗部分包括药物治疗、非手术治疗及手术治疗三大部分，并分别阐述了各种治疗方法的适应证及推荐级别。药物治疗部分分别从中医辨证论治、中成药、中药外治、中成药及西药等方面展开论述；非手术治疗部分主要论述手法治疗、物理治疗、针刀松解、注射治疗等；手术治疗部分主要论述开放或关节镜手术等。本指南内容主要是基于循证医学原则及中医文献，依据分级标准制订，具有较好的临床适用性、安全性及有效性。

中医骨伤科临床诊疗指南　肩关节周围炎

1　范围

本指南规定了肩关节周围炎的诊断、辨证、治疗和功能锻炼。

本指南适用于肩关节周围炎的诊断、治疗和康复。

本指南适合中医骨伤科、中西医结合骨科、中医科、康复科等相关临床医师使用。

2　术语和定义

下列术语和定义适用于本指南。

肩关节周围炎 Frozen shoulder

肩关节周围炎简称"肩周炎"，又称"冻结肩""粘连性关节炎"，是肩周软组织（包括肩周肌、肌腱、滑囊和关节囊等）病变引起的以肩关节疼痛和活动功能障碍为特征的疾病。根据其临床表现和古代医籍的描述，可归属于"漏肩风""五十肩""肩凝证"等范畴。

3　诊断

3.1　病史

病程长短不一，多由外伤或者外感风寒等原因引起，多为慢性发病。好发人群年龄在 50 岁以上，女性发病率高于男性[1]；部分患者在 5 年内对侧肩关节再次罹患本病[2]。

3.2　症状、体征

肩关节疼痛，夜间尤甚；肩关节轻度被动内收、内旋位，冈上肌、三角肌可出现失用性萎缩，肩关节周围广泛压痛，甚至延伸至斜方肌与肩胛间区域[3]；肩关节各方向活动均可出现程度不同的功能障碍，尤其外展、外旋活动受限明显，出现典型的肩关节外展"扛肩"现象[4-6]。

3.3　分类[3]

肩关节周围炎按病程长短，一般可分为肩周炎急性期、肩周炎慢性期、肩周炎功能恢复期。

3.3.1　肩周炎急性期

起病急骤，疼痛剧烈，肌肉痉挛，关节活动受限。夜间剧痛，压痛范围广泛，喙突、喙肱韧带、肩峰下、冈上肌、冈下肌、肱二头肌长头腱、四边孔等部位均可出现压痛。急性期可持续 10~36 周。X 线检查一般无明显异常。

3.3.2　肩周炎慢性期

疼痛相对减轻，但压痛仍较广泛，关节功能受限发展到关节僵硬，梳头、穿衣、举臂托物均感动作困难。肩关节周围软组织呈冻结状态。年龄较大或病情较长者，可持续 4~12 个月。

3.3.3　肩周炎功能恢复期

患者肩关节隐痛或不痛，功能可恢复到正常或接近正常，可持续 12~42 个月。

以上 3 期并无明显分界，可彼此重叠。

3.4　自然病程与复发

肩关节周围炎有自限性，自然病程为 12~42 个月，平均 30 个月，最终有 50%~60% 的患者活动度难以恢复正常[7-8]。肩周炎的二次复发与糖尿病有高度相关性。据报道，其在糖尿病患者中的发病率为 10%~36%，肩周炎合并糖尿病的患者往往病情更加严重，治疗更耐药[9-10]。

3.5　影像与实验室检查

急性期 X 线检查多无明显异常，部分患者有时可见冈上肌肌腱钙化、局部骨质疏松等表现，MRI 可见喙肱韧带及肩袖间隔增厚、喙突下三角征等表现[11-12]，有助于诊断与鉴别。

3.6　鉴别诊断

3.6.1　肩袖损伤[13]

肩袖损伤的疼痛区域通常在肩关节前方或者外侧，一般在活动时加重，尤其是做过度动作时，休息后时常减轻。主动活动度明显小于被动活动度,活动度受限最常表现为上举和内旋受限,Jobe 试验、Lift – off 试验可为阳性,X 线、B 超、MRI 有助于鉴别。

3.6.2 肩峰撞击综合征

在肩的上举、外展运动中,因肩峰下组织发生撞击而产生的一系列症状、体征为肩峰撞击综合征。肩关节前方慢性钝痛,患臂上举 60°～120°范围(疼痛弧)内出现疼痛或症状加重,撞击试验阳性。

3.6.3 颈肩综合征

尤其是神经根型患者,可产生一侧或双侧颈、肩部疼痛不适,疼痛也可放射到同侧上臂、前臂及颈、枕部。颈肩综合征一般在局部没有压痛点,有颈部疼痛和活动障碍,但肩部功能活动尚好,臂丛牵拉试验(+)。根据颈椎 MRI 是否见椎间盘突出或神经根受压进行鉴别。

3.6.4 骨肿瘤

原发性骨肿瘤多见于青少年,老年患者多为转移癌,故全身症状明显。血象检查可见肿瘤指标偏高。X 线检查可资鉴别,必要时行 MRI、ECT、PET – CT 等检查。

3.6.5 肩关节结核

常伴肺结核。有低热、消瘦等全身症状。多发于成年人,可发生于任何年龄。血沉快,可达 50mm/h 以上。X 线片上可见骨质明显疏松、骨质破坏及坏死形成,甚至出现肩关节半脱位,可通过结核感染 T 细胞斑点试验(TSPOT – TB)和结核菌素试验(TST)进一步鉴别。

4 辨证

肩周炎的辨证论治以三期辨证为主[14-15],寒湿痹阻证、气滞血瘀证、气血亏虚证是基本证型,在此基础上可加用其他多种辨证方法,以反映本病的复杂情况。

4.1 寒湿痹阻证

肩部窜痛,遇风寒痛增,得温痛缓,畏风恶寒,或肩部有沉重感。舌质淡,苔薄白或腻,脉弦滑或弦紧。

4.2 气滞血瘀证

肩部肿胀,疼痛拒按,以夜间为甚。舌质暗或有瘀斑,舌苔白或薄黄,脉弦或细涩。

4.3 气血亏虚证

肩部酸痛,劳累后疼痛加重,伴头晕目眩、气短懒言、心悸失眠、四肢乏力,舌质淡,苔少或白,脉细弱或沉。

5 治疗

5.1 治疗原则

肩关节周围炎的治疗在中医辨证的基础上以中药和手法为主,配合针灸、理疗、注射治疗和功能锻炼。急性期以祛瘀止痛、舒筋通络、缓解疼痛为主,慢性期与功能恢复期以松解粘连、滑利关节、恢复关节活动度为主。经长期保守治疗无效者,可考虑手术治疗。功能锻炼在本病的治疗和恢复过程中有特别重要的意义。

5.2 药物治疗

5.2.1 中医辨证论治

5.2.1.1 寒湿痹阻证(推荐级别:D)

治法:祛寒化湿,宣痹通络。

主方:三痹汤(《校注妇人良方》)加减。

组成:独活、羌活、秦艽、川芎、熟地黄、白芍、茯苓、防风、细辛、当归、杜仲、黄芪、续断等。

5.2.1.2 气滞血瘀证（推荐级别：D）

治法：活血化瘀，行气止痛。

主方：身痛逐瘀汤（《医林改错》）加减。

组成：秦艽、川芎、桃仁、红花、羌活、没药、当归、五灵脂、香附、牛膝、地龙等。

5.2.1.3 气血亏虚证（推荐级别：D）

治法：补气养血，舒筋活络。

主方：黄芪桂枝五物汤（《金匮要略》）加味。

组成：黄芪、当归、桂枝、白芍、炙甘草、威灵仙、穿山甲（代）、防风、蜈蚣、羌活、生姜、大枣等。

5.2.2 中成药（推荐级别：C）

根据辨证分型，可酌情选用祛寒化湿类、活血化瘀类、补气养血类药物[16-18]。

5.2.3 中药外治（推荐级别：C）

根据辨证分型，可酌情选用敷贴药、搽擦药、熏洗方药与热熨药等进行治疗。如舒筋活血类膏药、跌打万花油适用于气滞血瘀证；海桐皮汤热敷熏洗或熨风散热熨适用于寒湿痹阻证[19-21]。

5.2.4 西药（推荐级别：C）

非甾体类消炎止痛药、中枢性镇痛药、骨骼肌松弛药[22-23]。

5.3 手法治疗

早期以缓解疼痛为主，手法应以舒筋活络、祛瘀止痛、加强筋脉功能为主；晚期则以剥离粘连、滑利关节、恢复关节活动功能为主。

基本手法：患者端坐、侧卧或仰卧位，术者分别运用㨰法、揉法、拿捏法作用于肩前、肩后和肩外侧，用右手拇指、示、中三指对握三角肌肌束，做垂直于肌纤维走向的拨法，揉压肩外俞、秉风、巨骨、缺盆、肩髃等穴位，再拨动痛点附近的冈上肌、胸肌以充分放松肌肉；然后术者左手扶住肩部，右手握住患手，做牵拉、抖动和旋转活动；最后帮助患肢做外展、内收、前屈、后伸等动作，以解除肌腱的粘连，促进功能恢复。手法治疗时会引起不同程度的疼痛，要注意用力适度，以患者能耐受为度[24-26]。（推荐级别：A）

麻醉下复合手法：若经上述治疗，肩关节功能仍然无改善者，可在麻醉下进行手法松解。方法是医者一手按住患者肩部，另一手握住其上臂，先使肱骨头内外旋转，然后慢慢外展肩关节，整个过程中可感到肩关节粘连撕开的感觉。手法由轻到重，反复多次，直至肩关节达到正常活动范围。操作中手法要轻柔，防止暴力活动而造成肩部骨折和脱位。手法完毕后，行肩关节腔内穿刺，抽出关节内积血，并注入1%普鲁卡因10mL加泼尼松龙12.5mg。术后三角巾悬吊上肢，第二天开始进行肩关节活动练习。高龄或严重骨质疏松的患者，禁用麻醉下手法松解[27-28]。（推荐级别：C）

5.4 物理治疗（推荐级别：C）

可采用体外冲击波、超短波、红外线、超声、脉冲、电疗、磁疗、激光疗、热疗等，以减轻疼痛，促进恢复[29-35]。对老年患者，不可长期电疗，以防软组织弹性更加降低，反而有碍恢复。

5.5 针刀松解（推荐级别：B）

臂丛麻醉下行针刀松解术[36-37]。适用于临床症状典型、病灶局限、功能障碍明显、病理变化出现肩关节周围软组织粘连明显的患者。针刀是一种"盲视"下的操作，需要精准细心，要求术者熟悉进针部位的解剖结构，规范操作要领，避免伤及重要神经和血管。

5.6 注射治疗（推荐级别：B）

可选择前侧、后侧或肩峰下入路对肩关节腔进行利多卡因、类固醇激素[38]、臭氧水[39]、透明质酸钠[40]注射；同时可配合液压扩张[41-43]，膨胀关节囊，分离关节囊内粘连，改善关节功能。经超声引导下的注射[44]更有利于定位。

5.7 手术治疗（推荐级别：B）

经长期保守治疗无效者，可考虑手术治疗。关节镜手术[45-47]适用于肩周炎关节僵硬、活动功能严重受限、生活难以自理、康复训练无效者。影像学检查除局部骨质稀疏外多无明显异常，术中松解关节囊粘连时注意勿损伤神经和血管。手术方法分两种，分别是肱二头肌长头肌腱固定或移位术、喙肱韧带切除术，术后可配合关节活动度被动练习。该方法尤其适用于糖尿病合并肩周炎迁延不愈的患者。

5.8 功能锻炼（推荐级别：B）

在治疗过程中，应在医生的指导下积极进行肩关节的屈伸旋转及内收外展活动。早期由于肩关节的疼痛和肌肉痉挛而活动减少，此时可加强患肢的外展、上举、内旋、外旋等功能活动；粘连僵硬期，可在早晚反复作外展、上举、内旋、外旋、前屈、后伸、环转等功能活动，如"内外运旋""双手托天""手拉滑车""手指爬墙"等动作。锻炼必须酌情而行，循序渐进，持之以恒[48-50]。否则，操之过急，有损无益。

5.9 针灸治疗（推荐级别：C）

常用治疗方法包括毫针针刺、电针、温针灸、穴位注射、拔罐等[51-52]。另外还包括腹针、浮针、平衡针、火针等其他针刺疗法。急性期疼痛敏感且症状严重者，可以电针为主，以缓解疼痛；毫针针刺局部刺激量不宜过重，远端取穴可强刺激以止痛。慢性期疼痛感觉减弱，针刺刺激量可稍重，治疗以温针灸为主。恢复期瘀滞较稍重，则可采用刺络拔罐法；针灸同时多结合穴位注射、拔罐、红外线照射进行综合治疗，并且以加强锻炼、调护，避免复发为基本原则。

5.10 综合治疗

肩关节周围炎的临床治疗推荐以综合治疗为主，如在中医药辨证治疗的基础上加手法，在关节腔注射、液压扩张、针刀、针灸治疗的基础上加手法松解，理疗配合口服药物等，其临床疗效往往优于单一治疗。但是因为肩周炎的病程较长，如何根据肩周炎患者所处的病程阶段，选择最为有效的综合治疗方案，还需要更多高质量的、随访时间更长的文献来提供高级别的循证医学证据[53]。

6 预防与调摄

肩关节遇外伤后要及时治疗，防止迁延不愈，变成慢性劳损，日久形成肩周炎。肩关节骨折、脱位等外伤后，要在医生指导下及时进行功能锻炼，防止周围软组织粘连。年近五十，肝肾亏虚，体质虚弱者，要避免肩关节过度劳累，防止寒冷潮湿的刺激，避免露肩吹风，适当进行肩关节功能锻炼，防止肩周炎的发生。

急性期以疼痛为主，肩关节被动活动尚有较大范围，应减轻持重，坚持肩关节活动。慢性期关节已粘连，关节被动活动功能严重障碍，肩部肌肉萎缩，要加强功能锻炼。肩周炎病程长，治疗见效慢，部分患者虽可自行痊愈，但时间长、痛苦大、功能恢复不全，因此要鼓励患者树立信心，配合治疗，加强自主锻炼，以增进疗效、缩短病程、加速痊愈。

参 考 文 献

［1］ Rizk TE, Pinals RS. Frozen shoulder ［J］. Seminars Arthritis Rheumatism, 1982, 11: 440 – 52.

［2］ Uddin MM, Khan AA, Haig AJ, et al. Presentation of frozen shoulder among diabetic and non – diabetic patients ［J］. Journal of Clinical Orthopaedics & Trauma, 2014, 5 (4): 193 – 198.

［3］ Dias R, Cutts S, Massoud S. Frozen shoulder ［J］. BMJ, 2011, 331 (7530): 1453 – 6.

［4］ Bunker TD Anthony PP. The pathology of frozen shoulder: A Dupuytren – like disease ［J］. J Bone Joint Surg Br, 1995, 77 (5): 677 – 83.

［5］ Binder A, Buglen D, Hazelman B. Frozen shoulder: an arthrographic and radionuclear scan assessment ［J］. Ann Rheumat Dis, 1984, 43 (3): 365 – 9.

［6］ MJ Hulstyn, AP Weiss. Adhesive capsulitis of the shoulder ［J］. Orthopaedic Review, 1993, 22 (4): 425 – 33.

［7］ Reeves B. The natural history of the frozen shoulder syndrome ［J］. Scand J Rheumatol, 1975, 4 (4): 193 – 6.

［8］ Shaffer B, Tibone JE, Kerlan RK. Frozen shoulder: A long term follow up ［J］. J Bone Joint Surg Am, 1992, 74 (5): 738 – 46.

［9］ Bridgman JF. Periarthritis of the shoulder in diabetes mellitus ［J］. Ann Rheum Dis, 1972, 31 (1): 69 – 71.

［10］ Pal B, Anderson J, Dick WC, et al. Limitation of joint mobility and shoulder capsulitis in insulin – and non – insulin – dependent diabetes mellitus ［J］. British Journal of Rheumatology, 1986, 25 (2): 147 – 51.

［11］ Jin – qing Li, Kang – lai Tang, Jian Wang, et al. MRI findings for frozen shoulder evaluation: Is the thickness of the coracohumeral ligament a valuable diagnostic tool ［J］. PloS One, 2011, 6 (12): 3633 – 3646.

［12］ Mengiardi B1, Pfirrmann CW, Gerber C, et al. Frozen shoulder: MR arthrographic findings ［J］. Radiology, 2004, 233 (2): 486 – 92.

［13］ 陈安民, 田伟. 骨科学 ［M］. 北京: 人民卫生出版社, 2014.

［14］ 国家中医药管理局. 中医病证诊断疗效标准 ［S］. 南京, 1994.

［15］ 中华中医药学会. 中医骨伤科常见病诊疗指南 ［M］. 北京: 人民卫生出版社, 2012.

［16］ 马服胜, 范后宝. 活血止痛胶囊配合臭氧在肩周炎治疗中的应用 ［J］. 中国现代药物应用, 2011, 5 (11): 67 – 68. （证据分级: Ⅱ Jadad 条目评分: 4 分）

［17］ 李菊明. 肿痛安胶囊治疗肩周炎的临床疗效观察 ［J］. 吉林医学, 2014, 35 (16): 3549 – 3550. （证据分级: Ⅱ Jadad 条目评分: 4 分）

［18］ 王平. 痹祺胶囊治疗肩周炎的临床观察 ［J］. 天津中医药, 2004, 21 (5): 380 – 381. （证据分级: Ⅱ Jadad 条目评分: 3 分）

［19］ 田树春. 复方南星止痛膏配合推拿按摩治疗肩周炎 98 例临床观察 ［J］. 新中医, 2010, 42 (5): 22 – 23. （证据分级: Ⅱ Jadad 条目评分: 4 分）

[20] 谢芳, 黄锦军, 李科琼, 等. 循经穴位按摩联合中药药熨疗法治疗肩周炎的临床观察及护理 [J]. 中医药导报, 2014, 20 (13): 91-92, 95. (证据分级: Ⅱ Jadad 条目评分: 4 分)

[21] 黄志英, 罗力, 谢欣颖. 桂枝加附子汤配合穴位敷贴治疗肩周炎疗效观察 [J]. 广西中医药, 2015, 38 (1): 30-31. (证据分级: Ⅱ Jadad 条目评分: 4 分)

[22] 印卫锋, 陈苏, 熊伟, 等. 氨酚羟考酮片联合超短波治疗肩关节周围炎 75 例 [J]. 中医药导报, 2010, 29 (2): 194-196. (证据分级: Ⅱ Jadad 条目评分: 5 分)

[23] 丁小力, 戈朝晖, 刘云宏, 等. 肩关节内玻璃酸钠注射联合口服扶他林、乙哌立松治疗早期冻结肩的临床效果 [J]. 宁夏医科大学学报, 2015, 37 (7): 845-847. (证据分级: Ⅰ Jadad 条目评分: 4 分)

[24] 李忠龙, 梁军. 推拿治疗肩关节周围炎的随机对照临床研究 [J]. 中华中医药杂志, 2011, 26 (12): 3014-3016. (证据分级: Ⅰ Jadad 条目评分: 4 分)

[25] 邬学群, 王世伟, 邢秋娟. "施氏整肩三步九法" 治疗肩周炎临床研究 [J]. 中国中医骨伤科杂志, 2012, 20 (3): 4-5, 8. (证据分级: Ⅱ MINORS 条目评分: 13 分)

[26] 张明, 周敬杰, 陈杰, 等. Mulligan 手法治疗冻结期肩周炎患者的疗效观察 [J]. 中华临床医师杂志, 2015, 9 (22): 4133-4137. (证据分级: Ⅱ Jadad 条目评分: 4 分)

[27] 郑扬扬, 陈张, 詹强. 振筋通肩法与单纯手法治疗肩周炎的疗效比较 [J]. 陕西中医学院学报, 2015, 38 (5): 48-49. (证据分级: Ⅱ Jadad 条目评分: 4 分)

[28] 杨林平. 臂丛神经阻滞手法松解联合中药治疗肩关节周围炎临床研究 [J]. 中医学报, 2013, 28 (1): 144-145. (证据分级: Ⅱ Jadad 条目评分: 4 分)

[29] 蔡振宇, 林山. 体外冲击波治疗肩周炎临床效果观察 [J]. 中国骨科临床与基础研究杂志, 2015, 7 (3): 157-161. (证据分级: Ⅱ Jadad 条目评分: 4 分)

[30] 郑朱喜, 董福慧. 理疗床和手法治疗肩关节周围炎的随机对照临床观察 [J]. 中国骨伤, 2007, 19 (S1): 32-33. (证据分级: Ⅱ Jadad 条目评分: 4 分)

[31] Leung SF, Cheing LY. Effects of deep and superficial heating in the management of frozen shoulder [J]. Journal of Rehabilitative Medicine, 2008, 40 (2): 145-50 (证据分级: Ⅱ JADAD 条目评分: 5 分)

[32] 刘磊, 张茜. 理筋手法联合中频电与练功活动治疗肩周炎 [J]. 中国中医骨伤科杂志, 2014, 22 (6): 53-54. (证据分级: Ⅱ Jadad 条目评分: 3 分)

[33] 伍国维. 超声脉冲电导结合关节松动术治疗肩周炎的疗效观察 [J]. 临床医学工程, 2013, 20 (1): 6-7. (证据分级: Ⅱ Jadad 条目评分: 5 分)

[34] 梁倩, 黄锴亮, 王小平, 等. 超激光联合汽化药热疗法治疗糖尿病患者冻结肩的疗效分析 [J]. 南方医科大学学报, 2012, 32 (9): 1294-1296. (证据分级: Ⅱ Jadad 条目评分: 3 分)

[35] 孔伶俐, 郭会卿, 马琳琳, 等. 磁疗肩周消痛贴治疗肩周炎的临床观察 [J]. 风湿病与关节炎, 2012, 1 (2): 47-48. (证据分级: Ⅱ Jadad 条目评分: 3 分)

[36] 马诗凝, 尚青华, 付达尔丽, 等. 针刀与封闭比较对肩关节周围炎的系统评价 [J]. 世界中医药, 2014, 9 (3): 361-364. (证据分级: Ⅰ AMSTAR 评分: 6)

[37] 吴翔, 金德忠, 刘福水, 等. 针刀治疗肩周炎疗效的 Meta 分析 [J]. 中医药通报, 2013, 12 (6): 55-57. (证据分级: Ⅰ AMSTAR 评分: 4)

［38］ Joo HO，Chung HO，Jung AC，et al. Comparison of glenohumeral and subacromial steroid injection in primary frozen shoulder：a prospective，randomized short－term comparison study ［J］. Year Book of Hand & Upper Limb Surgery，2011，20（7）：1034－1040（证据分级：Ⅱ JADAD 条目评分：5 分）

［39］ 周友龙，王权亮，赵树华，等. 臭氧水穴位注射治疗肩关节周围炎临床观察 ［J］. 辽宁中医药大学学报，2014，12（1）：8－10.（证据分级：Ⅱ Jadad 条目评分：4 分）

［40］ Lim TK，Koh KH，Shon MS，et al. Intra－articular injection of hyaluronate versus corticosteroid in adhesive capsulitis ［J］. Orthopedics，2014，37（10）：860－5（证据分级：Ⅱ JADAD 条目评分：6 分）

［41］ 张洋，莫文. 液压扩张治疗肩关节周围炎的系统评价 ［J］. 中国中医骨伤科杂志，2013，21（2）：13－17.（证据分级：Ⅰ AMSTAR 评分：9）

［42］ Quraishi，NA，Johnston P，Bayer J，et al. Thawing the frozen shoulder：A randomized trial comparing manipulation under anaesthesia with hydrodilatation ［J］. Bone & Joint Journal，2007，89（9）：1197－1200（证据分级：Ⅱ JADAD 条目评分：6 分）

［43］ N. Gam，Schydlowsky P，Rossel I，et al. Treatment of "frozen shoulder" with distension and glucorticoid compared with glucorticoid：A randomised controlled trial ［J］. Scandinavian Journal of Rheumatology，1998，27（6）：425－30（证据分级：Ⅱ JADAD 条目评分：4 分）

［44］ 冯力，郑虎山，蒋劲，等. 超声介入肩峰下滑囊联合结节间沟注射术在肩周炎治疗效果的临床观察 ［J］. 中国疼痛医学杂志，2012，18（1）：18－20.（证据分级：Ⅱ Jadad 条目评分：4 分）

［45］ Mehta SS.，Singh HP，Pandey R. Comparative outcome of arthroscopic release for frozen shoulder in patients with and without diabetes ［J］. Bone & Joint Journal，2014，96－b（10）：1355－1358（证据分级：Ⅲ MINORS 条目评分：14 分）

［46］ Jain TK，Sharma NK. The effectiveness of physiotherapeutic interventions in treatment of frozen shoulder/adhesive capsulitis：A systematic review ［J］. Journal of Back and Musculoskeletal Rehabilitation，2014，27（3）：247－73.（证据分级：Ⅰ AMSTAR 条目评分：6 分）

［47］ J. Chen，Chen SY，Li YX，et al. Is the extended release of the inferior glenohumeral ligament necessary for frozen shoulder ［J］. Arthroscopy The Journal of Arthroscopic and Related Surgery，2010，26（4）：529－535.（证据分级：Ⅱ JADAD 条目评分：6 分）

［48］ 韩振翔，祁丽丽，褚立希，等. 针灸结合主动功能锻炼分期治疗肩周炎方案的优选 ［J］. 中国针灸，2014，34（11）：1067－1072.（证据分级：Ⅱ Jadad 条目评分：4 分）

［49］ 张海廷，何梅. 功能锻炼在肩周炎治疗中的临床疗效分析 ［J］. 四川中医，2016，34（4）：167－168.（证据分级：Ⅱ Jadad 条目评分：4 分）

［50］ 程少丹，陆念祖，张天伟，等. 功能锻炼配合青鹏膏外用治疗轻度肩关节周围炎随机对照研究 ［J］. 中国中医骨伤科杂志，2011，19（5）：17－19.（证据分级：Ⅱ Jadad 条目评分：4 分）

［51］ 张金泰. 电针加肩部阿是穴刺络拔罐治疗肩周炎 90 例 ［J］. 中国中医骨伤科杂志，2015（7）：49－50.（证据分级：Ⅲ MINORS 条目评分：17 分）

［52］ 郑英. 针刺加热敏温灸盒灸与针刺加电针治疗肩周炎临床对照观察 ［J］. 针灸临床杂志，2015

（2）：8－11. （证据分级：Ⅴ MINORS 条目评分：14 分）

［53］Favejee MM，Huisstede BMA，Koes BW. Frozen shoulder：the effectiveness of conservative and surgical interventions－systematic review ［J］. British Journal of Sports Medicine. 2011，45（1）：49－56. （证据分级：Ⅰ AMSTAR 条目评分：8 分）

ICS 11.120
C 05

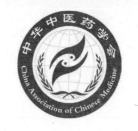

团 体 标 准

T/CACM 1181—2019

中医骨伤科临床诊疗指南
膝关节半月板损伤

Clinical guidelines for diagnosis and treatment of orthopedics
and traumatology in TCM
Meniscus injury of knee

2019-01-30 发布　　　　　　　　　　　　　　　　2020-01-01 实施

中华中医药学会 发布

前　　言

本指南按照 GB/T 1.1—2009 给出的规则起草。

本指南代替 ZYYXH /T 402—2012　膝关节半月板损伤，与 ZYYXH /T 402—2012　膝关节半月板损伤相比主要技术变化如下：

——增加前言、引言内容（见前言及引言部分）。

——增加"范围"中指南的适用范围描述（见1）。

——修改"术语和定义"中膝关节半月板损伤的英文术语（见2、2012 年版本的2）。

——修改病史部分内容，进一步详述膝关节半月板损伤的类型，以及各自的危险因素与好发年龄（见3.1.1、2012 年版本的3.1.1）。

——修改对症状、体征的描述，进一步明确膝关节半月板损伤的症状，并细化查体等具体内容（见3.1.2 和3.1.3、2012 年版本的3.1.2 和3.1.3）。

——增加"影像检查"部分内容，对 X 线和 MRI 检查的适应证进行描述，删除 CT 检查的介绍（见3.1.4、2012 年版本的3.1.4）。

——精简对"关节镜检查"的介绍（见3.1.5、2012 年版本的3.1.5）。

——详述对膝关节半月板损伤分类中"按半月板破裂形态分类"的描述（见3.2.2、2012 年版本的3.2.1）。

——增加膝关节半月板损伤的分期，将其分为急性期及慢性期（见3.2.3）。

——增加"鉴别诊断"部分内容，新增与韧带损伤、髌骨不稳定之间的鉴别（见3.3.3 和3.3.4、2012 年版本的3.3）。

——修改"治疗原则"部分的描述，根据膝关节半月板损伤的急性期与慢性期的不同，详细阐述各自的治疗原则（见5.1）。

——增加"非手术治疗"总论的描述，补充非手术治疗的适应证及具体治疗方法（见5.2、2012 年版本的5.2）。

——修改原"整复及固定"的内容，改为"手法治疗"和"患肢固定"两个部分分而论述（见5.2.1 和5.2.2、2012 年版本的5.2.1）。

——修改中药外治中膝关节半月板损伤的分期及各分期的治疗原则，删除具体用药，只明确总的治疗原则（见5.2.3.2、2012 年版本的5.2.2.2）。

——删除中成药治疗部分原先所推荐使用的药物，并明确不同分期总的治疗原则（见5.2.3.3、2012 年版本的5.2.2.3）。

——修改针刺治疗方法，并更改为"针灸治疗"，只推荐常用的穴位，具体应用可参考针灸科膝关节半月板损伤的诊疗指南（见5.2.4、2012 年版本的5.2.3）。

——增加"关节腔内治疗"的叙述（见5.2.5）。

——增加"物理治疗"的叙述（见5.2.6）。

——删除离子导入治疗（见2012 年版本的5.2.4）。

——修改"手术治疗"的内容，只具体介绍手术的治疗原则和治疗术式，具体应用可参考西医膝关节半月板损伤的诊疗指南（见5.3、2012 年版本的5.3）。

——删除半月板修复术和半月板切除术的介绍（见2012年版本的5.3.1和5.3.2）。

——增加手术适应证和禁忌证（见5.3）。

——增加对"功能锻炼"部分的叙述，分别对急性期及慢性期的功能锻炼方法进行详细描述与推荐（见5.4、2012年版本的5.4）。

——依据循证医学方法，在"治疗"部分增加推荐级别（见5）。

本指南由中华中医药学会提出并归口。

本指南主要起草单位：上海中医药大学附属曙光医院。

本指南参与起草单位：浙江省中医院、中国中医科学院望京医院、洛阳正骨医院、上海中医药大学附属龙华医院、武汉市中医院、长春中医药大学附属医院、广东省中医院、舟山市中医骨伤科联合医院、成都中医药大学附属医院、都江堰市中医医院。

本指南主要起草人：詹红生、童培建、李金学、孙钢、郝军、莫文、叶洁、朱孟勇、董晓俊、徐平、冷向阳、盖大圣、林定坤、杨伟毅、倪康裕、石瑛、杜炯、陈东煜、王翔、陈元川、高宁阳。

本指南于2012年7月首次发布，2019年1月第一次修订。

引　言

2014 年，国家中医药管理局下达中医临床诊疗指南和治未病标准制修订项目，同时为落实好《2014 年中医药部门公共卫生服务补助资金中医药标准制修订项目工作任务》，国家中医药管理局、中华中医药学会、中华中医药学会骨伤科分会委托上海中医药大学附属曙光医院骨伤科积极开展《中医骨伤科临床诊疗指南·膝关节半月板损伤》项目的修订工作（任务编号：SATCM—2015—BZ〔050〕），以期为膝关节半月板损伤中医药临床诊疗提供参考与规范，提高膝关节半月板损伤的中医临床诊疗水平，促进中医药进步与发展。

膝关节半月板损伤是临床常见的骨伤科疾病之一，临床表现为关节疼痛、弹响、交锁、打软腿及关节屈伸活动受限等。半月板具有传递负荷、吸收冲击、稳定关节、协调膝关节运动等重要功能，半月板损伤早期诊断和修复非常重要。然而关于本病的治疗，目前国内发布的诊疗指南如《中华医学会临床诊疗指南》和《中医骨伤科常见病诊疗指南》，内容多为专家共识，且指南制订的方法学质量不高，循证医学证据支持不足。而基于循证医学的膝关节半月板损伤中医临床实践指南的研制具有极其重要的意义，有助于循证医学的原则在临床医疗实践中得到贯彻和实施，规范中医药临床诊疗技术，促进医疗服务质量，帮助临床医生和患者选择最佳的治疗方案和决策，取得更好的疗效。区别于西医学，在膝关节半月板损伤的中医临床实践指南制订中体现了辨证论治的特色和优势，建立既符合循证医学方法学要求、又体现中医药诊疗核心内容的方法学框架至关重要。本指南内容主要是基于循证医学原则及中医文献依据分级标准，结合专家共识、专家论证、同行征求意见、临床评价，对《中医骨伤科常见病诊疗指南·膝关节半月板损伤》进行系统修订。

本指南从范围、术语和定义、诊断、辨证、治疗、功能锻炼等方面对膝关节半月板损伤的诊疗流程进行了规范，旨在为骨伤科、中医科、康复科等相关临床医生提供诊疗指导和参考。治疗部分分为非手术治疗、手术治疗及功能锻炼三大部分，并分别阐述了各种治疗方法的适应证及推荐级别。非手术治疗部分又分为手法治疗、患肢固定、药物治疗、针灸治疗、关节腔内治疗及物理治疗六个部分。其中药物治疗部分则分别从中药内服、中药外治及中成药三个方面展开论述；手术治疗部分不做重点论述，具体应用可参考西医膝关节半月板损伤的诊疗指南；功能锻炼分别对急性期及慢性期的功能锻炼方法进行详细描述与推荐。本指南内容主要是基于循证医学原则及中医文献，依据分级标准制订，具有较好的临床适用性、安全性及有效性。

中医骨伤科临床诊疗指南　膝关节半月板损伤

1　范围

本指南规定了膝关节半月板损伤的诊断、辨证和治疗。

本指南适用于膝关节半月板损伤的诊断和治疗。

本指南适合中医骨伤科、中西医结合骨科、中医科、康复科等相关临床医师使用。

2　术语和定义

下列术语和定义适用于本指南。

膝关节半月板损伤 Meniscus injury of knee

膝关节半月板损伤是指一次性暴力外伤或在自然老化基础上轻微外力所致半月板的完整性和连续性受到破坏。

3　诊断

3.1　诊断要点

3.1.1　病史

膝关节半月板损伤与年龄、运动水平等有较为密切的关系。半月板损伤多有外伤史、运动史，或长期蹲位工作史。退变性膝关节半月板损伤多见于40岁以上的中老年人。

3.1.2　症状

膝关节半月板损伤引起的临床症状主要表现为关节疼痛、弹响、交锁、打软腿，以及关节屈伸活动受限等。

3.1.2.1　疼痛

疼痛是最常见的临床症状。

3.1.2.2　弹响

弹响是关节活动在某一范围时，由于损伤的半月板在胫股关节间挤压滑动所致。习惯性出现弹响的患者常可明确指出这一活动范围和弹响的具体部位。

3.1.2.3　交锁

交锁是由于移位的半月板卡住股骨髁，阻止其继续伸直或屈曲而造成的关节嵌顿。在屈曲膝关节时，左右晃动、旋转小腿可以解除嵌顿。

3.1.2.4　活动受限

膝关节在活动过程中出现关节伸直受限或屈曲受限。

3.1.2.5　打软腿

在膝关节运动过程中出现不稳定的感觉，多见于膝关节半月板损伤合并前交叉韧带损伤。

3.1.3　体征[1-5]

检查膝关节半月板损伤的方法有许多，如关节间隙压痛、回旋挤压试验（McMurray征）、研磨挤压试验（Apley试验）、下蹲试验（Eges试验）、Thessaly试验等。

3.1.3.1　回旋挤压试验［麦氏（McMurray）征］

患者仰卧，检查者一手握患者小腿踝部，另一手扶住其膝部，将髋与膝尽量屈曲，然后使小腿外展、外旋，或外展、内旋，或内收、内旋，或内收、外旋，逐渐伸直，出现疼痛或响声者即为阳性，并根据疼痛或响声部位确定损伤部位。

3.1.3.2　过伸或过屈试验

将膝关节强力被动过伸或过屈，如半月板前部损伤，过伸可引起疼痛；如半月板后部损伤，过屈可引起疼痛。

3.1.3.3 侧压试验

膝伸直位，强力被动内收或外展膝部，如有半月板损伤，则患侧关节间隙处因受挤压引起疼痛。

3.1.3.4 重力受压

患者取侧卧位，抬起下肢做膝关节主动屈伸活动，患侧关节间隙向下时，因损伤的半月板受挤压而引起疼痛；反之，患侧关节间隙向上时，则无疼痛。

3.1.3.5 研磨挤压试验

患者取俯卧位，膝关节屈曲，检查者双手握住踝部，将小腿下压同时做内外旋活动，损伤的半月板因受挤压和研磨而引起疼痛；反之，如将小腿向上提后再做内外旋活动时，则无疼痛。

3.1.4 影像检查

在膝关节半月板损伤诊断中，膝关节正侧位 X 线片仍然是必要的检查项目，它可以评价膝关节是否存在骨折，合并畸形、骨性关节炎及其严重程度，是否存在关节游离体，以及有无骨质破坏等。

膝关节磁共振检查（MRI）是诊断膝关节半月板损伤的最重要影像学检查方法，除了可以定性诊断是否存在半月板损伤外，也可以直观地辨别半月板损伤部位。特殊情况时（如对临床症状有高度怀疑等）可选择磁共振造影。

3.1.5 关节镜检查

关节镜检查是诊断膝关节半月板损伤的重要手段。

3.2 分类

3.2.1 磁共振评估按 Stoller 分级[6]

Ⅰ级信号表现为不定形或球形的高信号影，Ⅱ级信号表现为线性的高信号影，二者均不延伸至关节面；Ⅲ级信号为线状或弥散性高信号影，并延伸至关节面，即半月板撕裂。为了减少假阳性率，必须在冠状面和矢状面上均见到延伸至半月板表面的高信号影时，才可诊断撕裂。

3.2.2 按半月板破裂形态分类[7]

根据国际关节镜－膝关节外科－骨科运动医学学会（International Society of Arthroscopy, Knee Surgery and Orthopaedic Sports Medicine, ISAKOS）分类标准，形态上分为纵裂（包括桶柄状裂）、水平裂、放射状裂、鸟嘴样裂、水平碎片和复合裂；在解剖部位上可以分为内外侧半月板，每侧半月板可以分为前角、后角、体部，每侧半月板圆周环形方向可以分为内、中、外三区，对应编码为3、2、1区；根据累及的范围分为部分撕裂及全程撕裂，在关节镜下还可测量裂口的长度。

3.2.3 半月板损伤分期

根据半月板损伤的时间长短，可分为急性期（<2 个月）与慢性期（≥2 个月）。

3.3 鉴别诊断

3.3.1 骨软骨损伤

有关节积血，应警惕骨软骨损伤。如抽吸的关节液中有大油滴时，则疑有软骨骨折。X 线片及 CT 可显示较大块的软骨骨折；MRI 可提示小的骨块，骨挫伤时则可见水肿带。

3.3.2 关节游离体

有反复交锁症状，但疼痛部位经常变换，X 线片可显示较大的游离体。MRI 显示半月板形态完好，有游离体存在。

3.3.3 韧带损伤

韧带损伤后一般表现为关节疼痛剧烈，迅速肿胀，关节内积血；关节周围有皮下瘀斑者，常表示关节囊损伤，关节功能障碍。体检时，牵拉韧带会发现疼痛明显，韧带完全断裂时甚至可引起半脱位或全脱位。

3.3.4 髌骨不稳定

疼痛是髌骨不稳定最主要的症状，部位多位于膝前区，呈持续性钝痛，常多发于上楼梯、蹲坐位久时。部分患者有习惯性脱位、半脱位、关节不稳，有时关节无力、打软腿、弹响，既往有一次或以上外侧方向髌骨脱位或错动史。

4 辨证

4.1 瘀血留滞证

伤后膝关节肿胀严重，疼痛剧烈，皮下瘀斑，膝关节松弛，屈伸活动障碍。舌暗苔薄，脉弦涩。

4.2 筋脉失养证

伤后迁延，肿胀未消，膝部酸痛，喜揉按，肌肉萎缩，膝软无力，舌淡少苔，脉细。

5 治疗

5.1 治疗原则

早期诊治是治疗的关键，可减少其反复损伤。急性损伤后，患肢进行冰敷止血、制动，对症治疗，并尽快进行 MRI 检查以确诊。经非手术治疗无效者、症状反复发作呈慢性病程者，可在关节镜下行手术治疗。

5.2 非手术治疗

非手术治疗适应证：退变性膝关节半月板损伤应首选非手术治疗。

非手术治疗包括手法治疗、患肢固定、药物治疗、针灸治疗、关节腔内治疗、物理治疗等。

5.2.1 手法治疗（推荐级别：E）[2]

患者仰卧，患膝抬起，助手扶持并固定患侧大腿。术者一手握其踝部牵引，同时做旋转、晃动、伸膝动作；另一手拇指按压在患膝的关节间隙疼痛处，同时向内按压，使膝呈伸直位，活动恢复，即为解锁，解锁后症状多可消除。

5.2.2 患肢固定（推荐级别：E）[2]

膝关节半月板急性损伤可固定膝关节于 0°位 4~6 周。3~6 个月期间不能进行跑、蹲或其他剧烈运动。

5.2.3 药物治疗

5.2.3.1 中药内服（推荐级别：E）[2]

5.2.3.1.1 瘀血留滞证

治法：活血化瘀，消肿止痛。

主方：桃红四物汤（《医垒元戎》）加减。

组成：桃仁、红花、赤芍、生地黄、当归、川芎等。

5.2.3.1.2 筋脉失养证

治法：养血壮筋，通利筋络。

主方：壮筋养血汤（《伤科补要》）加减。

组成：当归、白芍、川芎、川续断、红花、生地黄、牛膝、牡丹皮、杜仲等。

5.2.3.2 中药外治（推荐级别：E）[2]

急性期可选用具有活血化瘀作用的中药外敷，以活血消肿止痛；慢性期外用下肢损伤洗方熏洗，以利关节功能的恢复。

5.2.3.3 中成药（推荐级别：E）[2]

急性期选用具有活血化瘀作用的中成药；慢性期选用具有补肝肾、强筋骨作用的中成药[8-15]。

5.2.4 针灸治疗（推荐级别：E）[2]

根据经络辨证原则，可选取下列穴位：阳陵泉、曲泉、犊鼻、内膝眼、悬钟、侠溪、行间、膝关、梁丘、足三里等。

5.2.5　关节腔内治疗（推荐级别：C)[16]

关节腔内治疗具有一定保护病变半月板的作用。

5.2.6　物理治疗（推荐级别：E)[2]

物理治疗包括热疗、冷疗、电疗、磁疗、水疗、敷贴、超声波及离子导入法等。

5.3　手术治疗（推荐级别：B)[17-18]

手术治疗原则：应尽量保留原有半月板的结构，首先考虑半月板修复，并尽可能避免采用半月板全切除或次全切除。

手术治疗方法：半月板缝合修补术、半月板切除术。

适应证：①膝关节诊断性检查术：了解膝关节半月板损伤的部位、程度和形态；②对半月板的损伤和退变进行缝合、部分切除、次全切除、全切除。

禁忌证：①关节局部皮肤感染；②关节间隙严重狭窄；③出血性疾患；④侵犯骨骼的病变。

5.4　功能锻炼（推荐级别：A)[19-20]

膝关节半月板损伤的功能锻炼包括等长、等张、等速锻炼。急性期采用等长锻炼；慢性期采用等长、等张和等速锻炼。

等长锻炼：肌肉在收缩时，其长度不变而只有张力增加，并不产生关节活动。此项训练可增大肌肉力量。

等张锻炼：只是肌肉长度的缩短或延长而张力保持不变，引起关节活动，此项训练可强化关节活动范围。

等速锻炼：是指利用专门设备，根据运动过程中的肌力大小变化相应调节外加阻力，使整个关节运动按预先设定速度运动，在运动过程中只有肌张力增高、力矩输出增加。

参 考 文 献

[1] 王亦璁. 膝关节外科的基础和临床 [M]. 北京: 人民卫生出版社, 1999.

[2] 中华中医药学会. 中医骨伤常见病诊疗指南 [M]. 北京: 中国中医药出版社, 2012.

[3] Metcalf MH, Barrett GR. Prospective evaluation of 1485 meniscal tear patterns in patients with stable knees [J]. Am J Sports Med, 2004, 32 (3): 675 – 80.

[4] Ercin E, Kaya I, Sungur I, et al. History, clinical findings, magnetic resonance imaging, and arthroscopic correlation in meniscal lesions [J]. Knee Surg Sports Traumatol Arthrosc, 2012, 20 (5): 851 – 6.

[5] Konan S, Rayan F, Haddad FS. Do physical diagnostic tests accurately detect meniscal tears [J]. Knee Surg Sports Traumatol Arthrosc, 2009, 17 (7): 806 – 11.

[6] Stoller DW, Martin C, Crues JV3rd, et al. Meniscal tears: pathologic correlation with MR imaging [J]. Radiology, 1987, 163 (3): 731 – 5.

[7] Anderson AF, Irrgang JJ, Dunn W, et al. Interobserver reliability of the International Society of Arthroscopy, Knee Surgery and Orthopaedic Sports Medicine (ISAKOS) classification of meniscal tears [J]. Am J Sports Med, 2011, 39 (5): 926 – 32.

[8] 向保华. 云南白药在促进骨折愈合中的效果分析 [J]. 中国现代药物应用, 2015 (3): 221 – 222. (证据分级: Ⅰ级 Jadad 量表评分: 4 分)

[9] 云南白药胶囊促进 13 种骨折愈合有效性和安全性的总结报告 (云南白药集团内部研究资料) [R]. (证据分级: Ⅰ Jadad 量表评分: 5 分)

[10] 张强. 云南白药胶囊促进骨折愈合的临床研究 [J]. 中国医药指南, 2013 (36): 214. (证据分级: Ⅱ Jadad 量表评分: 4 分)

[11] 吴征, 曹干生, 李曙波. 云南白药胶囊在骨伤科中的应用 [J]. 湖北中医杂志, 2005, 27 (10): 47. (证据分级: Ⅰ Jadad 量表评分: 3 分)

[12] 沈继先. 云南白药促进骨折愈合的有效性和安全性分析 [J]. 亚太传统医药, 2013, 9 (12): 198 – 199. (证据分级: Ⅱ Jadad 量表评分: 4 分)

[13] 李建波. 术前云南白药对外固定的内固定支架治疗不稳定性骨盆骨折的应用 [J]. 海峡药学, 2011, 23 (10): 178 – 179. (证据分级: Ⅱ Jadad 量表评分: 4 分)

[14] 周波. 云南白药胶囊在骨科围手术期使用的疗效观察 [J]. 中医杂志, 2007, 48 (8): 732. (证据分级: Ⅱ Jadad 量表评分: 4 分)

[15] 顾峥荣. 云南白药对促进骨折愈合有效性和安全性的临床试验研究 [D]. 成都: 成都中医药大学, 2011. (证据分级: Ⅱ Jadad 量表评分: 3 分)

[16] 丁英奇, 段永刚, 李耀华, 等. 透明质酸钠关节腔内注射治疗半月板损伤疗效观察 [J]. 河北医药, 2013, 35 (23): 3589 – 3590. (证据分级: Ⅱ Jadad 条目评分: 3 分)

[17] 魏慧明, 戴彬, 李贵斌. 半月板损伤关节镜下部分切除术 114 例疗效分析 [J]. 中国实用医药, 2011, 6 (14): 81 – 82. (证据分级: Ⅱ Jadad 条目评分: 3 分)

[18] 黄长征, 范伟杰, 陈志伟, 等. 成形联合修补术在盘状半月板损伤治疗中的应用 [J]. 中国骨

伤，2010，23（6）：409 – 412. （证据分级：Ⅱ Jadad 条目评分：3 分）

［19］汪亚兵，李伦兰，吴昕霞，等．标准化的股四头肌锻炼对半月板损伤微创手术患者膝关节功能的影响［J］. 安徽医药，2015，19（9）：1827 – 1829. （证据分级：Ⅰ Jadad 条目评分：3 分）

［20］王笑丰，卫四来，韩煜．半月板损伤术后辅以中药配合系统功能锻炼治疗的效果观察［J］. 现代中西医结合杂志，2009，18（31）：3827 – 3828. （证据分级：Ⅱ Jadad 条目评分：3 分）

ICS 11.120
C 05

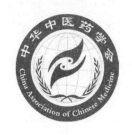

团 体 标 准

T/CACM 1215—2019

中医骨伤科临床诊疗指南
股骨颈骨折

Clinical guidelines for diagnosis and treatment of orthopedics
and traumatology in TCM
Fracture of the femoral neck

2019-01-30 发布   2020-01-01 实施

中华中医药学会 发布

前　言

本指南按照 GB/T 1.1—2009 给出的规则起草。

本指南代替了 ZYYXH/T 415—2012　股骨颈骨折，与 ZYYXH/T 415—2012　股骨颈骨折相比主要技术变化如下：

——增加前言、引言内容（见前言及引言部分）。

——增加"范围"部分指南的适用范围描述（见 1）。

——删除诊断方面"诊断要点"的描述（见 2012 年版本的 3.1）。

——修改"病史"部分内容（见 3.1、2012 年版本的 3.1.1）。

——增加对"症状、体征"部分的描述，进一步细化查体等具体内容（见 3.2）。

——修改骨折分类部分按骨折移位程度分型的部分描述内容，将"Garden 分类 I 型为股骨颈不全骨折"修改为"不完全骨折或外展嵌插型骨折"（见 3.4.3、2012 年版本的 3.2.3）。

——删除其他分类法中"按骨折原因分类"及"按骨折发生时间分类"（见 2012 年版本的 3.2.4.1、3.2.4.2）。

——删除"鉴别诊断"中"与髋关节后脱位鉴别"的内容（见 2012 年版本的 3.3.2）。

——增加辨证分型部分的参考依据描述及三期辨证的主次症状描述（见 4）。

——修改三期辨证治疗中期的时间界限，将"伤后 2～3 周"修改为"伤后 3～4 周"（见 4.2、2012 年版本的 4.2）。

——修改三期辨证治疗后期的时间界限，将"受伤 3 周后"修改为"受伤 4 周后"（见 4.3、2012 年版本的 4.3）。

——增加"治疗原则"部分的描述，详细阐述非手术治疗与手术治疗的原则与手术时机的选择（见 5.1）。

——删除具体复位法，如手法整复复位法、骨牵引逐步复位法、牵引床快速牵引复位法等具体的方法描述（见 2012 年版本的 5.2.1.1、5.2.1.2、5.2.1.3）。

——详细描述"空心加压螺钉内固定术"的适应证及方法（见 5.3.1）。

——增加"滑动髋螺钉 + 防旋钉内固定术"的描述及适应证（见 5.3.2）。

——增加"股骨近端锁定钢板内固定术"的描述及适应证（见 5.3.3）。

——详细描述"人工髋关节置换术"（全髋关节及半髋关节置换）适应证的相关描述（见 5.3.4）。

——删除手术治疗"外固定支架固定术"的相关内容（见 2012 年版本的 5.3.1.4）。

——删除中药内治中"气虚血瘀证""痰瘀化热证""肠燥津亏证""肝肾不足证"的相关内容（见 2012 年版本的 5.2.2.1.1、5.2.2.1.3、5.2.2.1.4、5.2.2.1.5）。

——增加中药内治中"中期：主要证型为营卫不和、筋骨未续"的相关内容（见 5.4.1.2）。

——增加中药内治中"后期：主要证型为气血不足、肝肾亏虚"的相关内容（见 5.4.1.3）。

——增加药物治疗中"深静脉血栓的防治"的相关内容（见 5.4.3）。

——删除中成药治疗部分"伤科接骨片、接骨七厘丹、沈阳红药胶囊（片）"的治疗推荐（见 2012 年版本的 5.2.2.2）。

——修改"功能锻炼"部分内容，分别对手术治疗及非手术治疗后的功能锻炼方法进行详细描述与推荐（见6、2012年版本的5.4）。

——增加"预防和调护"的相关内容（见7）。

——依据循证医学方法，在"非手术治疗""手术治疗""药物治疗""其他疗法"和"功能锻炼"部分增加推荐级别（见5.2、5.3、5.4、5.5、6）。

本指南由中华中医药学会提出并归口。

本指南主要起草单位：安徽省六安市中医院。

本指南参与起草单位：广东省中医院、安徽省芜湖市中医院、福建省漳州市中医院、安徽中医药大学第一附属医院、河南省洛阳正骨医院、安徽省太和县中医院、安徽省金寨县中医医院、四川省骨科医院、安徽省霍山县中医院。

本指南主要起草人：胡继功、林定坤、李文君、陈先进、陈定家、周正新、王新卫、于其华、刘楫帆、周英、余泽晏、洪登北、杨成华、刘巍、曹建明、谢贵四。

本指南于2012年7月首次发布，2019年1月第一次修订。

引　言

　　2014 年，国家中医药管理局下达中医临床诊疗指南和治未病标准制修订项目，同时为落实好 2014 年中医药部门公共卫生服务补助资金中医药标准制修订项目工作任务，由安徽省六安市中医院承担《中医骨伤科临床诊疗指南·股骨颈骨折》（项目编号：SATCM—2015—BZ〔097〕）修订任务，为股骨颈骨折中医药临床诊疗提供参考与规范，提高股骨颈骨折的中医临床诊疗水平，促进中医药的进步与发展。

　　股骨颈骨折是临床常见的骨伤科疾病之一，临床表现为骨折处肿胀、畸形、疼痛。股骨颈骨折约占全身骨折的 3.53%，其中移位骨折占 80%。然而关于本病的治疗，目前国内发布的诊疗指南有《中华医学会临床诊疗指南》和《中医骨伤科常见病诊疗指南》，内容多为专家共识，且指南制订的方法学质量不高，循证医学证据支持不足。而基于循证医学的股骨颈骨折中医临床实践指南的研制具有极其重要的意义，有助于循证医学的原则在临床医疗实践中得到贯彻和实施，规范中医药临床诊疗技术，促进医疗服务质量，帮助临床医生和患者选择最佳的治疗方案和决策，取得更好的疗效。区别于西医学，在股骨颈骨折的中医临床实践指南制订中体现了辨证论治的特色和优势，建立既符合循证医学方法学要求、又体现中医药诊疗核心内容的方法学框架至关重要。本指南内容主要是基于循证医学原则及中医文献，依据分级标准，结合专家共识、专家论证、同行征求意见、临床评价对《中医骨伤科常见病诊疗指南·股骨颈骨折》进行系统修订。

　　本指南从范围、术语和定义、诊断、辨证、治疗、功能锻炼等、预防和调护方面对股骨颈骨折的诊疗流程进行了规范，旨在为骨伤科、中医科、康复科等相关临床医生提供诊疗指导和参考。治疗部分分为非手术治疗、手术治疗及药物治疗三大部分，并分别阐述了各种治疗方法的适应证及推荐级别。非手术治疗部分主要以持续牵引或者支具固定疗法为主；手术治疗部分主要包括空心加压螺钉内固定术、滑动髋螺钉＋防旋钉内固定术、股骨近端锁定钢板内固定术、人工髋关节置换术等；药物治疗部分则分别从中药三期辨证内治、中药外治等方面展开论述。基于髋部骨折术后发生血栓的风险较高，特别增加中药防治深静脉血栓的相关论述。本指南内容主要是基于循证医学原则及中医文献，依据分级标准制订，具有较好的临床适用性、安全性及有效性。

中医骨伤科临床诊疗指南　股骨颈骨折

1　范围

本指南提出股骨颈骨折的诊断、辨证、治疗和功能康复。

本指南适用于股骨颈骨折的诊断和治疗。

本指南适合中医骨伤科、中西医结合骨科、中医科、康复科等相关临床医师使用。

2　术语和定义

下列术语和定义适用于本指南。

股骨颈骨折 Fracture of the femoral neck

凡发生于股骨头下至股骨颈基底部的骨折均称为股骨颈骨折。

3　诊断[1]

中医病名：股骨颈骨折。

西医病名：股骨颈骨折。

3.1　病史

有明确的外伤史。

3.2　症状、体征

3.2.1　症状：髋部疼痛、活动受限，可伴有青紫肿胀。

3.2.2　体征：无移位、嵌插型骨折腹股沟中点下方附近有压痛；纵轴叩击患肢足跟或大转子部时，髋部有疼痛；移位的骨折可见短缩、外旋、外展及轻度屈髋屈膝畸形，并可扪及股骨大粗隆上移等。

3.3　影像检查

X线片可确定骨折类型及移位情况，如早期X线片征象不明显而临床怀疑骨折时，需进一步行CT或MRI检查。

3.4　分型

3.4.1　按骨折部位分型

头下型；经颈型；股骨颈基底型。

3.4.2　按骨折线分型（Pauwels角分型）

Ⅰ型：Pauwels角为0°~30°；Ⅱ型：Pauwels角为30°~50°；Ⅲ型：Pauwels角大于50°。

3.4.3　按骨折移位程度分型（Garden分型）[2]

Ⅰ型：不完全骨折或外展嵌插型骨折；Ⅱ型：股骨颈完全骨折，但没有移位；Ⅲ型：股骨颈完全骨折，出现移位但保持接触；Ⅳ型：完全移位，股骨头及股骨颈间无连续性。

3.5　鉴别诊断

股骨颈骨折：结合症状、体征和影像学检查往往诊断较为明确，但有时需注意与病理性骨折相鉴别。

股骨粗隆间骨折：股骨粗隆间骨折与股骨颈骨折的受伤姿势、临床表现大致相同，两者容易混淆，应注意鉴别诊断。一般来说，股骨粗隆间骨折患者年龄较股骨颈骨折患者大，平均70岁；粗隆间骨折属关节外骨折，没有关节囊束缚，外旋短缩畸形更明显，外旋可达90°；粗隆间骨折因局部血运丰富，肿胀和瘀斑大都明显，疼痛也较股骨颈骨折更剧烈；粗隆间骨折压痛点在股骨粗隆部，股骨颈骨折压痛点在腹股沟韧带中点的外下方。有时单凭临床检查两者难以鉴别，摄髋关节正侧位X线片及髋关节CT片可协助鉴别诊断。

4 辨证

本辨证分型参考《中药新药临床研究指导原则》[3]、《中医病证诊断疗效标准》[4]，在《中医骨伤科常见病诊疗指南》[5]的基础上，结合前期的文献整理进一步完善。股骨颈骨折的辨证以三期辨证为主，需结合患者年龄、体质等因素综合辨证。就骨折而言，分期如下。

4.1 早期

伤后1~2周，肌肉、筋脉受损，血离经脉，瘀积不散，其主症是气血凝滞而产生的局部肿胀疼痛。

主症：骨折，疼痛，肿胀，瘀斑等。

次症：口渴，尿赤，便秘，舌质红或有瘀斑，苔黄，脉浮数或脉浮紧。

4.2 中期

伤后3~4周，虽损伤症状改善，肿胀瘀阻渐趋消退，疼痛逐步减轻，但瘀阻去而未尽，疼痛减而未止。

主症：骨折未连或骨连未坚，痛减，肿消未尽等。

次症：舌质暗红，苔薄黄，脉弦。

4.3 后期

受伤4周后，瘀肿已消，但筋骨尚未坚固，功能尚未完全恢复，气血亏损，体质虚弱。

主症：骨折未连或骨连未坚，可伴有头晕眼花、面色淡白或腰膝酸痛、肢体痿软等。

次症：神疲乏力，或少气懒言，舌淡，苔薄，脉细。

5 治疗

5.1 治疗原则[6-9]

遵循复位、固定、药物治疗、功能锻炼的方法。对无移位骨折，可根据患者情况选择非手术或手术治疗；对有移位的骨折，需先复位，然后进行内固定和其他治疗。原则上，骨折内固定应当尽早实施，如患者内科条件允许，应在48小时内手术。老年移位骨折可选择人工关节置换。

5.2 非手术治疗（推荐级别：B）[10]

非手术治疗的方法有持续牵引或者支具固定，适用于无移位骨折。

5.3 手术治疗（推荐级别：A）

大多数股骨颈骨折需要手术治疗，除外股骨颈疲劳性骨折的患者、无法行动或无法耐受手术者。

5.3.1 空心加压螺钉内固定术（推荐级别：A）[1,11-14]

本方法适用于Garden各型骨折。采用三根空心钉、平行等腰三角形排列的固定方式已成为内固定的首选。股骨颈后方严重粉碎性骨折患者，四枚螺钉成钻石形置入，可提供更好的生物力学稳定性。对青壮年Garden Ⅲ、Ⅳ型骨折，在切开复位的基础上，可选用带血供的骨瓣移植和本固定方法。

5.3.2 滑动髋螺钉＋防旋钉内固定术（推荐级别：B）[15-16]

本方法适用于股骨颈基底部骨折及骨折线接近垂直的Pauwels Ⅲ型骨折。

5.3.3 股骨近端锁定钢板内固定术（推荐级别：B）[17-18]

本方法适用于Pauwels Ⅲ型骨折及股骨颈粉碎性骨折，可提供角稳定性，以防止股骨颈短缩。

5.3.4 人工髋关节置换术（推荐级别：A）[19-23]

可选择全髋关节置换术或人工股骨头置换术。对于高龄及活动量不大、身体条件差、合并症多、髋臼无明显退变的患者，推荐采用人工股骨头置换术。以下为手术治疗的参考指征。

——年龄超过65岁，预期寿命不超过10~15年者。小于65岁者的新鲜骨折，可考虑先试行内固定治疗。

——严重骨质疏松。

——全身状况较差、体质虚弱，难以耐受二次手术者，可以考虑行人工关节置换。

——局部并存其他疾病，如骨折前就存在股骨头坏死、严重骨性关节炎、类风湿关节炎等。

——并存神经系统疾病，如频繁全身性癫痫发作、严重帕金森病、老年痴呆、偏瘫等。若实行内固定，患肢难以维持有效保护。

——骨折不愈合或陈旧性股骨颈骨折、年龄超过 60 岁。

——内固定失败、无再次内固定条件者。

——治疗依从性差者：内固定后，骨折愈合过程中由不负重、部分负重再至完全负重期间依从性差的患者，因身体协调性和体能因素，难以很好地依从治疗需要，容易过早负重而引起内固定失败。

5.4 药物治疗

5.4.1 中药内治（推荐级别：D)[24-28]

5.4.1.1 早期：主要证型为血瘀气滞、瘀血内阻。

治法：活血化瘀，行气止痛。

主方：桃红四物汤（《医垒元戎》）加减。（推荐级别：A）

组成：桃仁、川芎、当归、赤芍、生地黄、红花、牡丹皮、制香附、延胡索等。

或选择内服相应的中成药，外敷相应的膏药。

5.4.1.2 中期：主要证型为营卫不和、筋骨未续。

治法：调和营卫，接骨续筋。

主方：和营止痛汤（《伤科补要》）加减。（推荐级别：D）

组成：赤芍、当归尾、川芎、苏木、陈皮、乳香、桃仁、续断、乌药、没药、木通、甘草等。

或选择内服相应的中成药，外敷相应的膏药。

5.4.1.3 后期：主要证型为气血不足、肝肾亏虚。损伤日久，正气必虚，故后期宜采用"补"法，可分为补气养血法、补益肝肾法。

5.4.1.3.1 补气养血法

主方：八珍汤（《瑞竹堂经验方》）加减。（推荐级别：D）

组成：当归、川芎、白芍、熟地黄、人参、白术、茯苓、炙甘草等。

5.4.1.3.2 补益肝肾法

主方：壮筋养血汤（《伤科补要》）加减。（推荐级别：D）

组成：白芍、当归、川芎、川续断、红花、生地黄、牛膝、牡丹皮、杜仲等。

或选择内服相应的中成药，外敷相应的膏药。

5.4.2 中药外治（推荐级别：E）

早期可用具有活血化瘀、消肿止痛功效的膏药外敷，如双柏散等；中期宜用温经通络、化瘀止痛、续筋接骨之剂，如续筋接骨膏等；晚期可采用中药汤剂熏洗局部及关节以舒筋通络，如伤肢熏洗方等。

5.4.3 深静脉血栓的防治

髋部骨折术后发生深静脉血栓的风险较高，尤其是老年患者可发生伴有或不伴有临床症状的深静脉血栓形成及肺栓塞[29]。中医认为深静脉血栓病理基础是瘀，总病机为气虚血瘀，气虚为本，血瘀为标。治法为益气养血，活血通脉。

主方：补阳还五汤（《医林改错》）加减。（推荐级别：A）[30-33]

组成：黄芪、当归尾、赤芍、地龙、川芎、桃仁、红花、水蛭、丹参、三七等。

股骨颈骨折多见于老年人，常并发有下肢深静脉血栓、压疮、肺部感染、肺栓塞、尿路感染及结石等其他疾病，应综合考虑调整用药。

5.5 其他疗法

根据病情可选择艾灸、中药熏洗、中药离子导入、骨折治疗仪等。（推荐级别：E）

6 功能锻炼

早期有效的功能锻炼可增加肌肉张力及血管弹性，促进肿胀消退，预防深静脉血栓，防止肌肉萎缩及关节粘连等。早期做到"三不"：不盘腿、不侧卧、不下地。并积极进行股四头肌等长收缩及踝关节屈伸活动。解除固定和牵引后，逐渐加强患肢髋、膝关节的屈伸活动，并可扶双拐不负重下床活动。以后每1~2个月拍X线片复查一次，至骨折坚固愈合、股骨头无缺血性坏死现象时，方可弃拐逐渐负重行走，一般需半年左右。

髋关节置换术根据关节置换类型及病情进展情况制订功能锻炼方案。（参照髋关节置换治疗规范）（推荐级别：D）

7 预防和调护

固定期间应注意预防长期卧床的并发症，加强护理，防止发生褥疮，并经常按胸、叩背，鼓励患者咳嗽排痰，以防发生坠积性肺炎。伤后数天疼痛减轻后，应行患肢屈伸活动，但要防止盘腿、侧卧及负重。对于骨质疏松者，大约需6个月才可逐渐过渡到负重活动。

参 考 文 献

［1］王亦璁，姜保国．骨与关节损伤［M］．5 版．北京：人民卫生出版社，2014．

［2］Garden RS. Low – angle fixation in fractures of the femoral neck［J］. J Bone Joint Surg Br, 1961, 43 (4)：647 – 663. （证据分级：Ⅰ AMSTAR 量表评分：5 分）

［3］郑筱萸．中药新药临床研究指导原则［M］．北京：中国医药科技出版社，2002．

［4］国家中医药管理局．中医病证诊断疗效标准［S］．南京，1994．

［5］中华中医药学会．中医骨伤科常见病诊疗指南［M］．北京：人民卫生出版社，2012．

［6］Ricci WM, Langer JS, Leduc S, et al. Total hip arthroplasty for acute displaced femoral neck fractures via the posterior approach：a protocol to minimise hip dislocation risk［J］. Hip Int, 2011, 21 (3)：344 – 350. （证据分级：Ⅲ MINORS 条目评分：17 分）

［7］Parker MJ, Pryor GA. Treatment of undisplaced subcapital fractures［J］. J R Coll Surg Edinb, 1992, 37 (4)：263 – 264. （证据分级：Ⅲ MINORS 条目评分：15 分）

［8］Parker MJ, Gurusamy K. Internal fixation versus arthroplasty for intracapsular proximal femoral fractures in adults［J］. Cochrane Database Syst Rev, 2006 (4)：CD001708. （证据分级：Ⅰ AMSTAR 量表评分：8 分）

［9］Mak JC, Cameron ID, March LM. Evidence – based guidelines for the management of hip fractures in older persons：an update［J］. Med J Aust, 2010, 192 (1)：37 – 41. （证据分级：Ⅰ AMSTAR 量表评分：9 分）

［10］Taha ME, Audigé L, SiegelG, et al. Factors predicting secondary displacement after non – operative treatment of undisplaced femoral neck fractures［J］. Arch Orthop Trauma Surg, 2015, 135 (2)：243 – 249. （证据分级：Ⅲ MINORS 条目评分：15 分）

［11］Delee J C. Fractures of the neck of the femur. In：Rockwood CA. ed. Rockwood and Green's fractures in adults［M］. 4th ed. New York：Lippincott, Thiladel Thia, 1996.

［12］Papanastassiou ID, M avrogenis AF, Kokkalis ZT, et al. Fixation of femoral neck fractures using divergent versus parallel cannulated screws［J］. J Long Term Eff Med Implants, 2011, 21 (1)：63 – 69. （证据分级：Ⅲ MINORS 条目评分：15 分）

［13］Li Z, Chen W, Su Y, et al. The application of closed reduction internal fixation and iliac bone block grafting in the treatment of acute displaced femoral neck fractures［J］. PLoS One, 2013, 8 (9)：e75479. （证据分级：Ⅰ Jadad 条目评分：4 分）

［14］Kauffman JI, Simon JA, Kummer FJ, et al. Internal fixation of femoral neck fractures with posterior comminution：a biomechanical study［J］. J Orthop Trauma, 1999 (13)：155 – 159. （证据分级：Ⅰ AMSTAR 量表评分：9 分）

［15］Bonnaire FA, Weber AT. Analysis of fracture gap changes, dynamic and static stability of different osteosynthetic procedures in the femoral neck［J］. Injury, 2002, 33：24 – 32. （证据分级：Ⅰ AMSTAR 量表评分：8 分）

［16］Liporace F, Gaines R, Collinge C, et al. Results of internal fixation of Pauwels type – 3 vertical femoral neek fractures ［J］. J Bone Joint Surg（Am），2008，90：1654 – 1659.（证据分级：Ⅰ AM-STAR 量表评分：8 分）

［17］ 卡纳尔. 坎贝尔骨科手术学 ［M］. 12 版. 北京：人民军医出版社，2013.

［18］ Haidukewych GJ, Liporace F, Gaines R. Pauwels' type – 3 vertical femoral neck fractures what is the best fixation device // tornetta P Ⅲ, leighton RK. Schmidt AH. et al. OrthopaedicTrauma Association. Ottawa, 2005. NY：HWB foundation, 2005：abstract 21.（证据分级：Ⅰ AMSTAR 量表评分：9 分）

［19］ Gao H, Liu Z, Xing D, et al. Which is he best alternative for displaced femoral neck fractures in the elderly?：a meta – analysis ［J］. Clin Orthop Relat Res, 2012, 470（6）：1782 – 1791.（证据分级：Ⅰ AMSTAR 量表评分：8 分）

［20］ Dai Z, Li Y, Jiang D. Meta – analysis comparing arthroplasty with internal fixation for displaced femoral neck fracture in the elderly ［J］. J Surg Res, 2011, 165（1）：68 – 74.（证据分级：Ⅰ AMSTAR 量表评分：8 分）

［21］ Bhandari M, Devereaux PJ, Swiontkowski MF, et al. Internal fixation compared with arthroplasty for displaced fractures of the femoral neck. A meta – analysis ［J］. J Bone Joint Surg Am, 2003, 85（9）：1673 – 1681.（证据分级：Ⅰ AMSTAR 量表评分：9 分）

［22］ Yu L, Wang Y, Chen J. Total hip arthroplasty versus hemiarthroplasty for displaced femoral neck fractures：meta – analysis of randomized trials ［J］. Clin Orthop Relat Res, 2012, 470（8）：2235 – 2243.（证据分级：Ⅰ AMSTAR 量表评分：8 分）

［23］ 邱贵兴，裴福兴，胡侦明，等. 中国骨质疏松性骨折诊疗指南 ［J］. 中华骨与关节外科杂志，2015，8（5）：371 – 374.

［24］ 冯志永. 复合中药制剂配合经皮穿针内固定治疗老年股骨颈骨折疗效观察 ［J］. 现代中西医结合杂志，2015，24（7）：741 – 743.（证据分级：Ⅲ MINORS 条目评分：17 分）

［25］ 李文华，周正新，李亮. 闭合复位中空螺钉内固定结合中药内服治疗股骨颈骨折 36 例 ［J］. 安徽中医学院学报，2013，32（5）：33 – 35.（证据分级：Ⅱ MINORS 条目评分：17 分）

［26］ 章立清，吕一，蔡国宏，等. 微创空心钉内固定关节囊切开减压配合中药治疗股骨颈骨折的临床观察 ［J］. 中医正骨，2014，26（2）：52 – 53.（证据分级：Ⅱ MINORS 条目评分：16 分）

［27］ 毛梓青，辛晓春，谭潇. 手法复位经皮空心钉内固定配合中药三期辨证治疗中青年股骨颈骨折 56 例 ［J］. 湖南中医杂志，2016，32（4）：85 – 86.（证据分级：Ⅲ MINORS 条目评分：17 分）

［28］ 杨成华，徐禄基，赵立勇，等. 空心钉固定结合中药治疗新鲜股骨颈骨折 58 例 ［J］. 中医药临床杂志，2011，23（4）：324 – 326.（证据分级：Ⅱ MINORS 条目评分：17 分）

［29］ Rosencher N, Vielpeau C, Emmerich J, et al. Venous thromboembolism and mortality after hip fracture surgery：the ESCORTE study ［J］. J Thromb Haemost, 2005, 3（9）：2006 – 2014.（证据分级：Ⅰ AMSTAR 量表评分：9 分）

［30］ 黄继斌. 补阳还五汤防治骨科术后深静脉血栓 ［J］. 湖北中医杂志，2012，34（5）：56.（证据分级：Ⅲ MINORS 条目评分：16 分）

［31］ 张建军，李维彬. 补阳还五汤联合华法林治疗深静脉血栓形成的临床观察 ［J］. 内蒙古中医

药，2015，5：47 - 48. （证据分级：Ⅱ MINORS 条目评分：19 分）

[32] 叶林景，陈海鹏，李路浩，等. 电针配合补阳还五汤在老年髋部骨折围手术期预防静脉血栓栓塞性疾病临床观察 [J]. 中医临床研究，2014，6（23）：21 - 22. （证据分级：Ⅲ MINORS 条目评分：17 分）

[33] 张建方，金国强，姚航军，等. 补阳还五汤加减预防髋关节置换术后深静脉血栓形成的临床研究 [J]. 中医正骨，2013，25（2）：19 - 24. （证据分级：Ⅱ MINORS 条目评分：20 分）

ICS 11.120
C 05

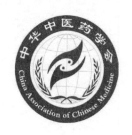

团 体 标 准

T/CACM 1218—2019

中医骨伤科临床诊疗指南
股骨粗隆间骨折

Clinical guidelines for diagnosis and treatment of orthopedics
and traumatology in TCM
Intertrochanter fracture of femur

2019-01-30 发布
2020-01-01 实施

中华中医药学会 发布

前　言

本指南按照 GB/T 1.1—2009 给出的规则起草。

本指南代替 ZYYXH/T 414—2012　股骨粗隆间骨折，与 ZYYXH/T 414—2012　股骨粗隆间骨折相比主要技术变化如下：

——增加前言、引言内容（见前言及引言部分）。

——增加"范围"中指南的适用范围描述（见 1）。

——精简股骨粗隆间骨折的定义（见 2）。

——对"病史"和"症状、体征"进行文字描述方面的精简，对影像学检查进行补充（见 3.1 - 3.3、2012 年版本的 3.1.1 - 3.1.3）。

——删除原指南 AO 分型（见 2012 年版本的 3.2.2）。

——增加中医骨伤临床常用分型方法（见 3.4.1）。

——修改"鉴别诊断"部分内容，删除与股骨颈骨折鉴别诊断内容，改为与髋部病理性骨折鉴别（见 3.5、2012 年版本的 3.3）。

——增加辨证分型部分的参考依据描述及三期辨证的主次症状描述（见 4）。

——修改三期辨证治疗中期的时间界限，将"伤后 2 ~ 3 周"修改为"伤后 3 ~ 4 周"（见 4.2、2012 年版本的 4.2）。

——修改三期辨证治疗后期的时间界限，将"受伤 3 周后"修改为"受伤 4 周后"（见 4.3、2012 年版本的 4.3）。

——增加制订治疗原则总纲领，并分述不同情况的治疗选择原则（见 5.1）。

——删除原指南手法复位内容（见 5.2.1.1）。

——增加目前主流内固定方法的选择原则（见 5.2.2）。

——删除关节置换手术治疗内容（见 2012 年版本的 5.3.3）。

——增加预防深静脉血栓的中西医方案（见 5.2.3）。

——中药内治辨证方法更改为系统应用骨折三期辨证法（见 5.3）。

——删除中成药的具体推荐（见 2012 年版本的 5.2.2.2）。

——对功能锻炼方法按照内固定与非手术区别进行详细描述与推荐（见 5.4、2012 年版本的 5.4））。

——增加其他疗法（见 5.5）。

——依据循证医学方法，在"治疗方法""药物治疗""功能锻炼"和"其他疗法"部分增加推荐级别（见 5.2、5.3、5.4、5.5）。

本指南由中华中医药学会提出并归口。

本指南主要起草单位：六安市中医院。

本指南参与起草单位：广东省中医院、六安市中医院、广州中医药大学第一附属医院、山东中医药大学附属医院、福建省漳州市中医院、常德市第一中医医院、安徽省中医院、浏阳市中医院、四川省骨科医院、安徽省太和县中医院等。

本指南主要起草人：林定坤、张胜友、黄枫、毕荣修、谢强、邵先舫、杨骏、鲁建国、周英、于其华、殷癸、田炳方、孙守凯、梁启楼、杨忠强、周启付、程涛、吴云龙。

本指南于 2012 年 7 月首次发布，2019 年 1 月第一次修订。

引　言

　　2014 年，国家中医药管理局下达中医临床诊疗指南和治未病标准制修订项目，同时为落实好 2014 年中医药部门公共卫生服务补助资金中医药标准制修订项目工作任务，由六安市中医院承担《中医骨伤科临床诊疗指南·股骨粗隆间骨折》（项目编号：SATCM—2015—BZ〔100〕）修订任务，为股骨粗隆间骨折中医药临床诊疗提供参考与规范，提高股骨粗隆间骨折的中医临床诊疗水平，促进中医药的进步与发展。

　　股骨粗隆间骨折是临床常见的骨伤科疾病之一，股骨粗隆间骨折常见于老年人。由于粗隆部血运丰富，骨折后极少不愈合，但甚易发生髋内翻，高龄患者长期卧床引起的并发症较多。然而关于本病的治疗，目前国内发布的诊疗指南有《中华医学会临床诊疗指南》和《中医骨伤科常见病诊疗指南》，内容多为专家共识，且指南制订的方法学质量不高，循证医学证据支持不足。而基于循证医学的股骨粗隆间骨折中医临床实践指南的研制具有极其重要的意义，有助于循证医学的原则在临床医疗实践中得到贯彻和实施，规范中医药临床诊疗技术，促进医疗服务质量，帮助临床医生和患者选择最佳的治疗方案和决策，取得更好的疗效。区别于西医学，在股骨粗隆间骨折的中医临床实践指南制订中体现了辨证论治的特色和优势，建立既符合循证医学方法学要求、又体现中医药诊疗核心内容的方法学框架至关重要。本指南内容主要是基于循证医学原则及中医文献，依据分级标准，结合专家共识、专家论证、同行征求意见、临床评价对《中医骨伤科常见病诊疗指南·股骨粗隆间骨折》进行系统修订。

　　本指南从范围、术语和定义、诊断、辨证、治疗、预防和调护等方面对股骨粗隆间骨折的诊疗流程进行了规范，旨在为骨伤科、中医科、康复科等相关临床医生提供诊疗指导和参考。治疗部分分为手术治疗、非手术治疗及药物治疗三大部分，并分别阐述了各种治疗方法的适应证及推荐级别。本指南内容主要是基于循证医学原则及中医文献，依据分级标准制订，具有较好的临床适用性、安全性及有效性。

中医骨伤科临床诊疗指南 股骨粗隆间骨折

1 范围

本指南提出股骨粗隆间骨折（又名股骨转子间骨折，下同）的诊断、辨证、治疗和功能康复。

本指南适用于股骨粗隆间骨折的诊断和治疗。

本指南适合骨伤科、中西医结合骨科、中医科、康复科等相关临床医师使用。

2 术语和定义

下列术语和定义适用于本指南。

股骨粗隆间骨折 Intertrochanter fracture of femur

凡发生于股骨颈基底部至小转子部位的骨折均称为股骨粗隆间骨折。

3 诊断[1]

3.1 病史

有明确的外伤史。

3.2 症状、体征

临床表现为患侧髋部疼痛、肿胀，功能受限，有移位的骨折可出现外旋短缩畸形，有广泛的皮下瘀斑。无移位骨折可仅有髋部疼痛。

3.3 影像检查

X线片可见骨折线及移位情况，必要时进行CT、MRI检查。

3.4 分类

3.4.1 根据骨折线的走向和骨折端的位置分型

顺粗隆间型：伤肢有短缩、内收、外旋畸形，骨折线自大粗隆顶点开始，斜向内下方行走，达小粗隆部。

反粗隆间型：伤肢有短缩、外展、外旋畸形，骨折线自大粗隆下方斜向内上方，达小粗隆的上方。

3.4.2 Evans–Jensen分型分型[2]

Ⅰ型：2部分骨折，骨折无移位。

Ⅱ型：2部分骨折，骨折有移位。

Ⅲ型：3部分骨折，由于大转子骨折块移位而缺乏后外侧支持。

Ⅳ型：3部分骨折，由于小转子或股骨矩骨折缺乏内侧支持。

Ⅴ型：4骨折片段，缺乏内侧和外侧的支持，为Ⅲ型和Ⅳ型的结合。

3.5 鉴别诊断

本病需要与髋部病理性骨折相鉴别。CT、MRI等影像学检查可帮助鉴别。

4 辨证

本辨证分型参考《中药新药临床研究指导原则》[3]、《中医病证诊断疗效标准》[4]，在《中医骨伤科常见病诊疗指南》[5]的基础上结合前期的文献整理进一步完善而形成。股骨粗隆间骨折的辨证以三期辨证为主，需结合患者年龄、体质等因素综合辨证。就骨折而言，分型如下。

4.1 早期

伤后1~2周，主证为血瘀气滞、瘀血内阻。

主症：骨折、疼痛、肿胀、瘀斑等。

次症：口渴，尿赤，便秘，舌质红或有瘀斑，苔黄，脉浮数或脉浮紧。

4.2 中期

伤后 3~4 周，主证为营卫不和、筋骨未续。

主症：骨折未连或骨连未坚、痛减、肿消未尽等。

次症：舌质暗红，苔薄黄，脉弦。

4.3 后期

受伤 4 周后，主证为气血不足、肝肾亏虚。

主症：骨折未连或骨连未坚，可伴有头晕眼花、面色淡白或腰膝酸痛、肢体痿软等。

次症：神疲乏力，或少气懒言，舌淡，苔薄，脉细。

5 治疗

5.1 治疗原则[1]

5.1.1 遵循复位、固定、药物治疗、功能锻炼的方法。

5.1.2 无移位骨折，可根据患者情况选择非手术或手术治疗；有移位的骨折，宜行手术治疗。

5.1.3 在无手术禁忌证的条件下，应该优先考虑手术治疗。手术时机：如患者内科条件允许，应尽早手术（入院当天或第 2 天手术），早期手术可减轻患者疼痛，早期功能锻炼能有效降低术后并发症发生的风险。[6]

5.2 治疗方法

5.2.1 非手术治疗（推荐级别：B）[7-10]

适用于无移位骨折或有手术禁忌证者。方法包括持续牵引或者支具固定等。

5.2.2 手术治疗（推荐级别：A）[11-26]

适应证：适用于无手术禁忌证的各类型股骨粗隆间骨折。

禁忌证：存在重要脏器功能不全且短期内难以纠正的患者；存在活动性感染或骨髓炎的患者；严重骨质疏松不能承受内、外固定者。

5.2.2.1 股骨近端髓内钉（PFN）

适用于各类型股骨粗隆间骨折，尤其适用于粉碎性骨折。（推荐级别：A）[11-20]

5.2.2.2 动力髋螺钉（DHS）

适用于各类型稳定股骨粗隆间骨折。（推荐级别：B）[21-22]

5.2.2.3 股骨近端锁定钢板（LPFP）

适用于稳定性骨折并股骨髓腔狭小、肥胖的患者。（推荐级别：B）[23-26]

5.2.2.4 外固定支架

适用于不耐受常规手术治疗或不宜长期卧床的患者。（推荐级别：D）[23]

5.2.3 预防深静脉血栓

5.2.3.1 西药应用（推荐级别：A）

我国 2012 年《中国骨科创伤患者围手术期静脉血栓栓塞症预防的专家共识》针对髋部骨折手术血栓的预防制订了具体方案（以下药物选择一种使用）：Xa 因子抑制剂；低分子肝素；维生素 K 拮抗剂；阿司匹林。对于蛛网膜下腔麻醉患者，术前不建议使用磺达肝癸钠，因其会引起椎管内血肿。不推荐术后单独应用肝素预防血栓（推荐级别：D）。如患者有抗凝禁忌证，应采取物理预防（足底泵、梯度加压弹力袜）。[6]

5.2.3.2 中药内服[27]

治法：益气活血，祛瘀通络。

主方：补阳还五汤加减（《医林改错》）。（推荐级别：A）

组成：桃仁、红花、当归、赤芍、川芎、制地龙、黄芪等。

5.3 药物治疗

5.3.1 中药内治（推荐级别：D）[28-29]

5.3.1.1 早期

主证：血瘀气滞，瘀血内阻。

治法：活血化瘀，行气止痛。

主方：桃红四物汤加减（《医垒元戎》）。（推荐级别：A）[30-31]

组成：桃仁、红花、当归尾、赤芍、生地黄、川牛膝、五灵脂、丹参、泽兰、泽泻、木香、苏木等。

5.3.1.2 中期

主证：营卫不和，筋骨未续。

治法：和营止痛，续筋接骨。

主方：续骨活血汤加减（《中医伤科学讲义》）。（推荐级别：D）

组成：当归尾、赤芍、白芍、生地黄、乳香、没药、红花、续断、煅自然铜、骨碎补、䗪虫、落得打等。

5.3.1.3 后期

主证：气血不足，肝肾亏虚。

治法：补益气血，滋补肝肾。

主方：八珍汤合六味地黄汤加减（《外科全生集》）。（推荐级别：D）

组成：熟地黄、怀山药、茯苓、泽泻、杜仲、山萸肉、骨碎补、补骨脂、菟丝子、牡丹皮、刘寄奴、党参、炙黄芪、怀牛膝等。

股骨粗隆间骨折多见于老年人，常合并有其他疾病，应综合考虑调整用药，也可选择内服相应的中成药。

5.3.2 中药外治

早期可用具有活血化瘀、消肿止痛功效的膏药外敷，如双柏散等；中晚期宜用温经通络、化瘀止痛、续筋接骨之剂，如续筋接骨膏等；晚期可采用中药汤剂熏洗局部及关节以舒筋通络，如伤肢熏洗方等。（推荐级别：E）

5.4 功能锻炼

5.4.1 非手术治疗患者

早期做患侧足、踝关节屈伸活动，股四头肌的等长收缩活动，健侧抬腿活动等。同时注重做上肢的功能锻炼及呼吸运动锻炼。根据临床愈合情况再行患侧的髋关节屈伸活动，逐步过渡到离床扶拐下地活动。（推荐级别：E）

5.4.2 内固定患者

术后患肢即可在足跟不离床情况下做屈伸活动；稳定性骨折内固定术后，鼓励早期支具保护下地活动；不稳定骨折可根据临床愈合情况逐步离床扶拐下地活动。（推荐级别：E）

5.5 其他疗法

根据病情可选择艾灸、中药离子导入、骨折治疗仪等。（推荐级别：E）

6 预防和调护

股骨粗隆间骨折多发于老年患者，主要是由于外伤性因素引起，故注意生产生活安全、避免外伤是预防本病的关键。股骨粗隆间骨折多数合并有多种内科疾病，无论对骨折采用何种治疗方法，都要重视多学科合作，进行整体调治，并注重预防骨折并发症，如肺部感染、泌尿系感染、栓塞、褥疮等。对于栓塞的高危患者，要根据情况进行防治。

参 考 文 献

［1］王亦璁. 骨与关节损伤［M］. 4 版. 北京：人民卫生出版社，2007.

［2］Jensen JS，Michaelsen M. Trochanteric femoral fractures treated with McLaughlin osteosynthesis［J］. Acta Orthop Scand，1975，46（5）：795－803.

［3］郑筱萸. 中药新药临床研究指导原则［M］. 北京：中国医药科技出版社，2002.

［4］国家中医药管理局. 中医病证诊断疗效标准［S］. 南京，1994.

［5］中华中医药学会. 中医骨伤科常见病诊疗指南［M］. 北京：人民卫生出版社，2012.

［6］张英泽. 成人髋部骨折指南解读［J］. 中华外科杂志，2015，53（1）：57－62.（证据分级：Ⅲ MINORS 条目评分：15 分）

［7］刘红光，司徒坚，欧文欢. 老年股骨粗隆间骨折手术与保守治疗疗效分析［J］. 实用骨科杂志，2009，15（9）：698－700.（证据分级：Ⅲ MINORS 条目评分：17 分）

［8］陆羽羽. 中西医结合非手术治疗老年股骨粗隆间骨折的临床疗效［J］. 中国医药导报，2012，9（14）：118－119.（证据分级：Ⅲ MINORS 条目评分：17 分）

［9］王永铭，党杰，涂世玉，等. 中西医结合治疗老年性股骨粗隆间骨折 68 例［J］. 中国中医骨伤科杂志，2011，19（11）：54－55.（证据分级：Ⅲ MINORS 条目评分：17 分）

［10］Jackman JM，Watson JT. Hip fractures in older men［J］. Clin Geriatr Med，2010，26（2）：311.（证据分级：Ⅰ AMSTAR 量表评分：8 分）

［11］翁天才，曾文磊，熊昌盛. PFNA 内固定对老年股骨粗隆间骨折功能恢复的意义［J］. 中国医药导刊，2015，3（16）：258－259.（证据分级：Ⅲ MINORS 条目评分：15 分）

［12］张军. 武永刚，陈炜. InterTan 和 PFNA 内固定治疗股骨粗隆间骨折的疗效分析［J］. 中国骨与关节损伤杂志，2014，29（8）：817－818.（证据分级：Ⅲ MINORS 条目评分：17 分）

［13］Windolf J，Hollander DA，Hakimi M，et al. Pitfalls and complicause of the proximal femoral nail［J］. Lxnt；enhecks Arch Surt，2005，390（1）：59－65.（证据分级：Ⅲ MINORS 条目评分：15 分）

［14］Praveen Mereddy. The AO/ASIF proximal femoral nail antirotation（PFNA）：a new design for the treatment of unstable proximal femoral fractures［J］. Injury，2009，40（4）：428－432.（证据分级：Ⅱ AMSTAR 量表评分：8 分）

［15］陈智能. 股骨近端防旋髓内钉联合中药三期辨证治疗高龄股骨粗隆骨折［J］. 中华中医药杂志，2015，30（4）：1342－1344.（证据分级：Ⅱ MINORS 条目评分：17 分）

［16］Xu Yaozeng. Comparative study of trochanteric fracture treated with the proximal femoral nail anti－rotation and the third generation of gamma nail［J］. Injury，2010（4）：1234－1238.（证据分级：Ⅰ AMSTAR 量表评分：9 分）

［17］黄俊，纪力，曹磊，等. DHS、Gxmma 钉和 PFNA 治疗老年骨质疏松性股骨粗隆间骨折［J］. 第一军医大学学报，2008，29（10）：1261－1263.（证据分级：Ⅲ MINORS 条目评分：17 分）

［18］Ruecker AH，Rupprecht M，Gruber M，et al. The treatment of intertrochanteric fractures：results using an intramedullary nail with integrated cephalocervical screws and linear compression［J］. J Orthop Trauma，2009.（证据分级：Ⅰ AMSTAR 量表评分：8 分）

［19］陈荣涛，寿康全，付纳新，等．动力髋螺钉、股骨近端锁定钢板及股骨近端防旋髓内钉治疗老年转子间骨折临床疗效对比［J］．实用医学杂志，2014，30（18）：2933－2934．（证据分级：Ⅲ MINORS 条目评分：17 分）

［20］赵红普，徐秋玉，吕玉明，等．三种固定方法（PFNA、LPFP、DHS）治疗老年股骨粗隆间骨折的比较［J］．中国骨与关节损伤杂志，2012，27（6）：500－502．（证据分级：Ⅲ MINORS 条目评分：15 分）

［21］徐伟，王志岩，师佩兰，等．动力髋螺钉治疗老年性股骨粗隆间骨折的疗效分析［J］．中华全科医学，2014，12（7）：1044－1046．（证据分级：Ⅲ MINORS 条目评分：15 分）

［22］姜保国，傅忠国，张殿英，等．DHS 内固定治疗股骨粗隆间骨折的临床评价［J］．骨与关节损伤杂志，2000，15（4）：269－270．（证据分级：Ⅲ MINORS 条目评分：17 分）

［23］陈观华，赵晓峰，何伟，等．股骨近端锁定钢板内固定治疗老年股骨粗隆间骨折［J］．骨与关节损伤杂志，2012，27（10）：922－923．（证据分级：Ⅲ MINORS 条目评分：17 分）

［24］姚一民．MIPPO 技术结合解剖锁定钢板治疗股骨近端骨折临床分析［J］．中国骨与关节损伤，2012，27（8）：724－725．（证据分级：Ⅴ MINORS 条目评分：17 分）

［25］阮建伟．股骨近端锁定钢板内固定治疗股骨粗隆间骨折［J］．中国骨与关节损伤杂志，2013，28（4）：348－349．（证据分级：Ⅴ MINORS 条目评分：14 分）

［26］王俊义．微创外固定支架治疗高龄股骨转子间骨折的病例对照研究［J］．中国骨伤，2012，25（10）：804－806．（证据分级：Ⅱ MINORS 条目评分：15 分）

［27］包杭生．补阳还五汤联合低分子肝素预防股骨转子间骨折术后深静脉血栓形成的临床研究［J］．广州中医药大学学报，2014，31（1）：1－6．（证据分级：Ⅱ MINORS 条目评分：17 分）

［28］王世轩．中西医结合治疗高龄老年股骨粗隆间骨折136 例［J］．实用中医内科杂志，2009，23（6）：16－17．（证据分级：Ⅲ MINORS 条目评分：15 分）

［29］张伟宏．中西医结合治疗股骨粗隆间骨折临床观察［J］．中外医疗，2013（31）：122－123．（证据分级：Ⅴ MINORS 条目评分：14 分）

［30］任万明，朱义用．桃红四物汤对外伤性骨折初期的临床疗效观察［J］．中国医药指南，2013，11（25）：502－503．（证据分级：Ⅲ MINORS 条目评分：14 分）

［31］张自强．桃红四物汤预防下肢骨折围手术期深静脉血栓形成的临床研究［J］．陕西中医，2015，36（6）：691－692．（证据分级：Ⅲ MINORS 条目评分：17 分）

ICS 11.120
C 05

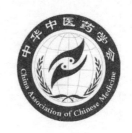

团 体 标 准

T/CACM 1229—2019

中医骨伤科临床诊疗指南
膝痹病 （膝骨关节炎）

Clinical guidelines for diagnosis and treatment of orthopedics
and traumatology in TCM
Xibibing（Knee osteoarthritis，KOA）

2019-01-30 发布
2020-01-01 实施

中华中医药学会 发布

前　言

本指南按照 GB/T 1.1—2009 给出的规则起草。

本指南由中华中医药学会提出并归口。

本指南主要起草单位：福建省漳州市中医院。

本指南参与起草单位：广东省中医院、天津中医药大学第一附属医院、河北省中医院、六安市中医院、厦门市中医院、河北医科大学附属石家庄市中医院、泉州市中医院、福建中医药大学附属晋江中医院、漳浦县中医医院等。

本指南主要起草人：陈定家、刘军、张俐、刘维、王金榜、胡继功、张建新、梁晖、李民、苏再发、张向前、陈古树、潘建科、陈志。

本指南于 2019 年 1 月首次发布。

引　言

　　2014 年，国家中医药管理局下达中医临床诊疗指南和治未病标准制修订项目，同时为落实好《2014 年中医药部门公共卫生服务补助资金中医药标准制修订项目工作任务》，由福建省漳州市中医院承担《中医骨伤科常见病诊疗指南·膝痹病（膝骨关节炎）》（项目编号：SATCM—2015—BZ〔115〕）的制订工作，为膝痹病（膝骨关节炎）中医药临床诊疗提供参考与规范，提高膝痹病（膝骨关节炎）的中医临床诊疗水平，促进中医药的进步与发展。

　　膝痹病（膝骨关节炎）（Knee osteoarthritis，KOA），属于中医"骨痹""痹证"范围，是一种以关节软骨退变、软骨下骨病变和滑膜炎症为特征的慢性关节疾病。早期主要症状为膝关节疼痛、酸软，以上下楼梯等关节受力活动时明显，晚期时可出现关节运动受限、肌萎缩、膝内外翻畸形等。据统计，KOA 的患病率，男、女分别为 24.7% 和 54.6%，多发于 40 岁以上的中老年人，而该病最终致残率为 53%。随着社会人口的老龄化，本病发病率呈上升趋势。

　　关于膝痹病（膝骨关节炎）的诊疗，目前国内发布的诊疗指南有《中华医学会临床诊疗指南》《中医骨伤科常见病诊疗指南》，中华医学会风湿病学分会《骨关节炎诊断及治疗指南》，内容多为专家共识，且指南制订的方法学质量不高，循证医学证据支持不足。所以基于循证医学的膝痹病（膝骨关节炎）中医临床实践指南的研制具有极其重要的意义，有助于循证医学的原则在临床医疗实践中得到贯彻和实施，规范中医药临床诊疗技术，促进医疗服务质量，帮助临床医生和患者选择最佳的治疗方案和决策，取得更好的疗效。区别于西医学，在膝痹病（膝骨关节炎）的中医临床实践指南制订中体现了辨证论治的特色和优势，建立既符合循证医学方法学要求，又体现中医药诊疗核心内容的方法学框架至关重要。本指南内容主要是基于循证医学原则及中医文献，依据分级标准，结合专家共识、专家论证、同行征求意见、临床评价等，按照临床诊疗指南编写规则，完成了《中医骨伤科临床诊疗指南·膝痹病（膝骨关节炎）》草案的制订工作，经专家指导组审核后，报中华中医药学会网上开展为期 1 个月的公开征求意见，在此基础上，再形成送审稿。

　　本指南从范围、术语和定义、诊断、辨病分期与辨证分型、治疗、预防和调护等方面对膝痹病（膝骨关节炎）的诊疗流程进行了规范，旨在为中医骨伤科、中西医结合骨科、中医科、针灸科、推拿科、风湿免疫科、康复科等相关临床医师提供诊疗指导和参考。治疗部分指出了膝痹病（膝骨关节炎）的治疗原则，分为非药物治疗、药物治疗及外科治疗三大部分，并阐述各种治疗方法的适应证及推荐级别。非药物治疗部分主要有健康教育、练功、手法、针灸、针刀、理疗及辅具等；药物治疗部分则分别从外用药、注射药、辨证用药、中成药、控制症状的口服药、骨关节炎慢作用药（DMOAD）及软骨保护剂方面展开论述；外科治疗部分主要包括关节镜手术、截骨术、人工关节置换术、关节融合术等手术方式。本指南内容主要是基于循证医学原则及中医文献，依据分级标准制订，具有较好的临床适用性、安全性及有效性。

中医骨伤科临床诊疗指南 膝痹病（膝骨关节炎）

1 范围

本指南提出膝痹病（膝骨关节炎）的诊断、辨证、治疗和健康管理。

本指南适用于膝痹病（膝骨关节炎）的诊断和治疗。

本指南适合中医骨伤科、中西医结合骨科、中医科、针灸科、推拿科、风湿免疫科、康复科等相关临床医师使用。

2 术语和定义

下列术语和定义适用于本指南。

膝痹病（膝骨关节炎）Knee osteoarthritis，KOA

属于中医"骨痹""痹证"范围，是一种以关节软骨退变、软骨下骨病变和滑膜炎症为特征的慢性关节疾病[1]。

3 诊断

3.1 病史

有膝关节过度负重等劳损史，多见于中老年人。

3.2 症状、体征

主要表现为膝关节疼痛，活动后加重，下楼梯更明显，休息后缓解。根据病证不同，关节或有疼痛重着，或红肿热痛，或疼痛如刺，或隐隐作痛及酸痛不适。严重者可出现膝内翻或膝外翻畸形。关节局部有肿胀、压痛、屈伸运动受限，晨起时有关节僵硬及发紧感，持续时间常为几分钟至十几分钟，很少超过30分钟。多数在关节活动时出现骨摩擦感，有骨摩擦音。

3.3 实验室检查

伴有滑膜炎的患者可出现CRP和ESR轻度升高。出现滑膜炎者可有关节积液。一般关节液透明，呈淡黄色，黏稠度正常或略降低，但黏蛋白凝固良好。可显示轻度白细胞增多，以单核细胞为主。滑液分析有助于排除其他关节疾病。

3.4 影像学检查[2]

影像学检查不仅可以帮助确诊OA，而且有助于评估关节损伤的严重程度，评价疾病进展性和治疗反应，及早发现疾病或相关的并发症。

X线检查是常规检查，早期多显示正常，中、晚期可见关节间隙不对称性变窄，软骨下骨硬化和（或）囊性变，关节边缘增生和骨赘形成，部分关节内可见游离体或关节变形。

影像学分级可参照Kellgren和Lawrence影像分级方法分为5级：0级，正常；Ⅰ级，可能有骨赘，关节间隙可疑变窄；Ⅱ级，有明显骨赘，关节间隙可疑变窄；Ⅲ级，中等量骨赘，关节间隙变窄较明确，有硬化性改变；Ⅳ级，大量骨赘，关节间隙明显变窄，严重硬化性病变及明显畸形。

磁共振检查有助于发现和评估关节相关组织的病变程度，如软骨损伤、关节滑液渗出、软骨下骨髓水肿、滑膜炎和半月板或韧带损伤；还可用于排除肿瘤和缺血性骨坏死等。

3.5 诊断要点

诊断标准：主要根据患者的症状、体征、影像学检查及实验室检查。目前采用美国风湿病协会1995年修订的诊断标准，该标准包含临床和放射学标准（表1）。其中膝OA分类标准的敏感性和特异性分别为91%和86%。

表1 膝痹病（膝骨关节炎）分类标准

临床标准

    1. 近1个月大多数时间有膝关节疼痛

    2. 有骨摩擦音

    3. 晨僵时间≤30分钟

    4. 年龄≥38岁

    5. 有骨性膨大

    满足1+2+3条或1+2+5条或1+4+5条者，可诊断膝骨关节炎

临床+放射学+实验室标准

    1. 近1个月大多数时间有膝关节疼痛

    2. X线示骨赘形成

    3. 关节液检查符合骨关节炎特征

    4. 年龄≥40岁

    5. 晨僵≤30分钟

    6. 有骨摩擦音

    满足1+2条或1+3+5+6条或1+4+5+6条者，可诊断膝骨关节炎

3.6 鉴别诊断[3]

3.6.1 类风湿关节炎

多为对称性小关节炎，以近端指间关节和掌指关节及腕关节受累为主，晨僵明显。可有皮下结节，类风湿因子阳性。X线表现以关节侵蚀性改变为主。

3.6.2 强直性脊柱炎

好发于青年男性，主要侵犯骶髂关节和脊柱。膝、踝、髋关节也常累及，晨僵明显，患者常同时有炎性下腰痛，放射学检查显示骶髂关节炎，常有人类白细胞抗原阳性。

3.6.3 银屑病关节炎

好发于中年人，起病较缓慢，以远端指（趾）间关节、掌指关节、跖关节及膝和腕关节等四肢关节受累为主，关节病变常不对称，可有关节畸形。病程中可出现银屑病的皮肤和指（趾）甲改变。

3.6.4 痛风性关节炎

多发于中年以上男性，急性关节炎反复发作，最常累及第1跖趾关节和跗骨关节，也可侵犯膝、踝、肘、腕及手关节，表现为关节红、肿、热和剧烈疼痛，血尿酸水平升高，滑液中可查到尿酸盐结晶。慢性者可出现肾损害，在关节周围和耳郭等部位可出现痛风石。

4 辨病分期与辨证分型

4.1 辨病分期[4]

4.1.1 发作期

膝关节中度以上疼痛，或呈持续性，重者疼痛难以入眠；膝关节肿胀，功能受限，跛行甚至不能行走。

4.1.2 缓解期

膝关节轻度疼痛，劳累或天气变化时加重，或以酸胀、乏力为主，或伴膝关节活动受限。

4.2 辨证分型[4-8]

本辨证分型参考《中药新药临床研究指导原则》《中医病证诊断疗效标准》，在《中医骨伤科常见病诊疗指南》的基础上结合前期的文献整理进一步完善，归纳如下证型。临证或有不同证型，或有兼证，可根据临床实际予以辨证。

4.2.1 寒湿痹阻证

主症：关节疼痛重着，遇冷加剧，得温则减。

次症：腰身重痛。舌质淡，苔白腻，脉濡缓。

4.2.2 湿热痹阻证

主症：关节红肿热痛，屈伸不利，触之灼热，步履艰难。

次症：发热，口渴不欲饮，烦闷不安。舌质红，苔黄腻，脉濡数或滑数。

4.2.3 气滞血瘀证

主症：关节疼痛如刺，休息后痛反甚。

次症：面色黧黑。舌质紫暗或有瘀斑，脉沉涩。

4.2.4 肝肾亏虚证

主症：关节隐隐作痛。

次症：腰膝酸软无力，酸困疼痛，遇劳更甚。舌质红，少苔，脉沉细无力。

4.2.5 气血虚弱证

主症：关节酸痛不适。

次症：少寐多梦，自汗盗汗，头晕目眩，心悸气短，面上少华。舌淡，苔薄白，脉细弱。

5 治疗

5.1 治疗原则

膝痹病（膝骨关节炎）是一种慢性退行性关节疾病，临床分为发作期和缓解期。按照"急则治其标，缓则治其本"的基本原则进行临床遣方用药，辨证施治。发作期治疗重点在于改善症状，缓解疼痛；缓解期以延缓病情发展为目的。总体治疗原则是非药物治疗与药物治疗相结合，必要时采取手术治疗，治疗应注重个体化。健康教育、练功是治疗和巩固疗效的重要措施[4]。

5.2 非药物治疗

非药物治疗在膝痹病的治疗中有很重要的作用，是药物治疗及手术治疗等的基础。

5.2.1 健康教育

①消除患者思想包袱，树立信心；②教育患者自我管理，避免各种不利因素，建立合理的生活方式；③规范用药，了解所用药品的用法和不良反应；④体重指数（BMI）超过25的患者，建议控制体重。（推荐级别：C）[9]

5.2.2 练功

在医生指导下进行直腿抬高、太极拳、八段锦等练功疗法。（推荐级别：B）[10]

5.2.3 手法

采用推揉点按、拔伸屈膝、摇转屈膝、拿捏弹拨等多种理筋、整骨手法。（推荐级别：B）[11, ,12]

5.2.4 针灸

采用毫针刺法、刺络拔罐法、温针疗法、灸法等。以局部取穴和循经取穴相结合。常用穴位有血海、膝眼、委中、阳陵泉、阴陵泉、梁丘、足三里等，配穴选用所属经脉络穴及阿是穴[13]。（推荐级别：A）

适应证[14]：①毫针刺法：适合膝痹病各期，膝关节疼痛、晨僵、肿胀、功能受限者。②刺络拔罐法：适于气滞血瘀证，症见关节疼痛如刺，休息后痛反甚。③温针疗法：适于寒湿痹阻证，症见关节疼痛重着，遇冷加剧，得温则减。④灸法：适于肝肾亏虚、气血虚弱证，症见关节酸痛不适，隐隐作痛。

禁忌证：①气血严重亏虚者（大出血、大吐、大泻、大汗者），不宜针刺。②形体极度消瘦者（如癌症、慢性肝炎晚期等患者），不宜针刺。③传染性强的疾病和凝血机制障碍患者，不宜针刺治疗。

5.2.5 针刀

应用针刀技术在髌上囊、髌下脂肪垫、内膝眼、外膝眼、胫侧副韧带、髂胫束、鹅足囊等部位实

施针刀疗法。（推荐级别：B）[15]

适应证[14]：膝关节炎肌肉粘连、功能受限、疼痛、晨僵、挛缩屈膝畸形明显的患者。

禁忌证：①部位有皮肤感染、肌肉坏死者。②凝血机制不良或有其他出血倾向者。③体质极度虚弱、不能耐受手术者。

5.2.6 理疗

常用方法包括热疗、电疗、磁疗、红外线照射、水疗、蜡疗、超声波、臭氧等各种理疗及离子导入法等。（推荐级别：D）

5.2.7 辅具

——减轻受累关节的负荷：可使用手杖、助步器等协助活动[16]。

——保护关节：可戴保护关节的弹性套，如护膝等；对髌股关节腔室骨关节炎采用髌骨内侧贴扎治疗可显著减轻疼痛；对膝关节内侧室骨关节炎可用楔形鞋垫辅助治疗[17-19]。（推荐级别：D）

5.3 药物治疗

经非药物治疗无效，可根据关节疼痛情况选择药物治疗。

5.3.1 外用药

——中草药外用主要包括熏洗、熏蒸、敷贴、热熨和离子导入等。（推荐级别：B）[20]

——中成药外用主要包括各种贴膏、膏药、药膏及酊剂等。（推荐级别：B）[21-23]

——非甾体类抗炎制剂局部外用，不良反应小，可减轻关节疼痛和压痛。（推荐级别：D）[24]

5.3.2 注射药

根据医生的临床经验和患者具体病情决定是否采用玻璃酸钠、医用几丁糖（关节腔注射液）等关节黏弹性补充疗法[25-27]。

关节腔注射长效糖皮质激素可缓解疼痛、减少渗出。疗效持续数周至数月，反对在同一关节反复注射，以免加剧关节软骨损害，注射间隔时间在4~6个月。

根据最新文献研究显示，此为结果"不确定"的治疗，医生应时刻关注评估这类治疗损益比的最新研究以帮助临床决策。并根据患者的意愿决定是否采用。

5.3.3 辨证用药

5.3.3.1 中药（推荐级别：D）[28,29]

5.3.3.1.1 寒湿痹阻证

治法：温经散寒，养血通脉。

主方：蠲痹汤（《医宗金鉴》）加减。

组成：羌活、防风、当归、炙甘草、赤芍、白芍、炙黄芪、姜黄、生姜、苏木。（推荐级别：D）

5.3.3.1.2 湿热痹阻证

治法：清热除湿，通络止痛。

主方：四妙汤（《丹溪心法》）加减。

组成：黄柏、苍术、薏苡仁、牛膝、知母、忍冬藤、络石藤、豨莶草、透骨草、大枣、甘草。（推荐级别：D）

5.3.3.1.3 气滞血瘀证

治法：活血化瘀，通络止痛。

主方：桃红四物汤（《医垒元戎》）加减。

组成：熟地黄、当归、白芍、川芎、桃仁、红花。（推荐级别：D）

5.3.3.1.4 肝肾亏虚证

治法：滋补肝肾。

主方：独活寄生汤（《备急千金要方》）加减。

组成：独活、桑寄生、杜仲、牛膝、细辛、秦艽、茯苓、肉桂心、防风、川芎、人参、甘草、当归、芍药、干地黄。（推荐级别：D）

5.3.3.1.5 气血虚弱证

治法：补气养血。

主方：八珍汤（《丹溪心法》）加减。

组成：人参、肉桂、川芎、熟地黄、茯苓、白术、炙甘草、黄芪、当归、白芍。（推荐级别：D）

5.3.3.2 中成药

可根据辨证选用相应中成药治疗。（推荐级别：D）[30-32]

5.3.4 控制症状的口服药

——对乙酰氨基酚：由于老年人应用非甾体类抗炎药（NSAIDs）易发生不良反应，且膝骨关节炎的滑膜炎在发病初期并非主要因素，故轻症可短期使用对乙酰氨基酚。

——非甾体类抗炎药（NSAIDs）：既有止痛作用，又有抗炎作用，是最常用的一类控制骨关节炎（OA）症状的药物。其主要不良反应有胃肠道症状、肾或肝损害、影响血小板功能、可增加心血管不良事件发生的风险。如患者有发生心血管不良事件的危险则应慎用。

——阿片类药物：对于急性疼痛发作的患者，当对乙酰氨基酚及NSAIDs不能充分缓解疼痛或有用药禁忌时，可考虑用弱阿片类药物，这类药物耐受性较好且成瘾性小，如口服可待因或曲马多等。该类制剂应从低剂量开始，每隔数日缓慢增加剂量，可减少不良反应。（推荐级别：B）[24,33-35]

5.3.5 骨关节炎慢作用药（DMOAD）及软骨保护剂

此类药物一般起效较慢，需治疗数周见效，故称骨关节炎慢作用药。具有降低基质金属蛋白酶、胶原酶等活性的作用，既可抗炎、止痛，又可保护关节软骨，有延缓膝骨关节炎发展的作用。但目前尚未有公认的理想的药物，常用药物氨基葡萄糖、双醋瑞因、硫酸软骨素等可能有一定的作用。（推荐级别：D）[36-41]

5.4 手术治疗

反复发作的膝关节肿痛、关节积液，经非药物疗法及药物疗法治疗效果欠佳，疼痛进行性加剧，病变严重及关节功能明显障碍的患者可以考虑手术治疗，以校正畸形和改善关节功能。

5.4.1 关节镜手术

经规范保守治疗仍无效者，可予关节内灌洗来清除纤维素、软骨残渣及其他杂质；或通过关节镜去除软骨碎片，以减轻症状。（推荐级别：D）[42,43]

适应证：①骨性关节炎并有滑膜炎引起疼痛；②骨关节炎的关节腔清理和冲洗；③剥脱性骨关节炎关节内游离体摘除。

禁忌证：①患膝局部或全身有明显感染灶，术后可能引起关节感染者；②关节间隙特别狭窄甚至消失的患者。

5.4.2 截骨术

可改善关节力线平衡，有效缓解患者的关节疼痛。（推荐级别：C）[44]

适应证：①骨性关节炎引起疼痛、功能障碍、严重影响工作与生活。②负重位X线片显示退行性关节炎局限于单间室，并有相应的内翻或外翻畸形。③术后患者有使用拐杖的能力，并有完成康复训练所需的足够肌肉强度与活动度。④有良好的血供，没有严重的动脉供血不足或大的静脉曲张。

禁忌证：①内侧或外侧间室软骨间隙消失（bone on bone）。②胫骨内侧或外侧半脱位＞1cm。③胫骨内侧或外侧骨丢失2~3mm。④屈曲挛缩畸形＞15°。⑤膝关节屈曲度＜90°。⑥需矫正的角度＞20°。⑦炎性关节病。⑧明显的外周血管疾病。

5.4.3 人工关节置换术

对60岁以上、正规药物治疗反应不佳的进展性、终末期的OA患者可予以关节置换，由此可

显著减轻疼痛症状，改善关节功能。根据患者的具体病情，也可选择膝关节单髁置换。（推荐级别：A）[45,46]

适应证：①骨性关节炎引起严重的关节疼痛、不稳、畸形，日常生活活动严重障碍，经过保守治疗无效或效果不显著。②截骨术失败后的骨性关节炎。

禁忌证：①近期或既往有过膝关节化脓感染，其他部位存在未愈感染。②伸膝装置不完整或严重功能不全。③继发于肌无力的反屈畸形，以及无痛、功能良好的融合膝。

5.4.4 关节融合术

随着全膝关节置换技术的成熟和完善，关节融合术更多地被用于少数不适合全膝关节置换术患者的替代术式。当前最常见的适应证是全膝关节置换术后失败的补救措施。（推荐级别：D）[47]

适应证：①膝关节因感染等原因不适合行人工膝关节置换术及其他手术。②全膝关节置换术后失败。

禁忌证：①邻近关节已有骨性强直者，不宜施行关节融合术。②两侧肢体的相同关节中，一侧已有强直者，对侧不宜施行关节融合术。

6 预防和调护

6.1 预防

预防方法主要有：①严格控制体重，改变和适当调整饮食结构，减轻体重对减轻关节负担、改善关节功能、减轻疼痛等十分有益。②减少膝关节的创伤，要尽量避免和减少膝关节的外伤和反复的应力刺激。③预防骨质疏松症，经常参加户外活动、多晒太阳等，对骨质疏松严重的患者给予抗骨质疏松治疗。④掌握正确的运动方法，避免剧烈活动，如长跑、反复蹲起、跪下、抬举重物等。

6.2 调护

①注意四时节气变化，免受风寒暑湿浸淫。②避免久立、久行，注意膝关节保护。③适当休息，使用手杖可减轻受累关节负荷。④进行床上抬腿伸膝、步行、游泳、骑车等有氧活动有助于保持关节功能。⑤选择合适的鞋和鞋垫以减震。

参 考 文 献

[1] Li N，Rivera – Bermudez MA，Zhang M，et al. LXR modulation blocks prostaglandin E_2 production and matrix degradation in cartilage and alleviates pain in a rat osteoarthritis model ［J］. Proc Natl Acad Sci USA，2010，107（8）：3734 – 3739.

[2] 黄祖贝，朱华，彭小春，等. 膝骨关节炎影像诊断的研究进展 ［J］. 中医正骨，2014，26（6）：43 – 45.

[3] 中华医学会风湿病学分会. 骨关节炎诊断及治疗指南 ［J］. 中华风湿病学杂志，2010，6（14）：416 – 419.

[4] 膝骨关节炎中医诊疗专家共识（2015 年版）［J］. 中医正骨，2015，27（7）：4 – 5.

[5] 陈广超. 膝骨性关节炎中医证候的德尔菲法专家咨询调查研究 ［D］. 昆明：云南中医学院，2013.（证据分级：Ⅲ　MINORS 条目评分：16 分）

[6] 中华中医药学会. 中医骨伤科常见病诊疗指南 ［M］. 北京：中国中医药出版社，2012.

[7] 国家中医药管理局. 中医病证诊断疗效标准 ［M］. 南京：南京大学出版社，1994.

[8] 郑筱萸. 中药新药临床研究指导原则 ［M］. 北京：中国医药科技出版社，2002.

[9] 骆春霞，胡万生，汪英. 综合方法治疗膝关节骨性关节炎 130 例 ［J］. 实用中医药杂志，2015，31（9）：815 – 817.（证据分级：Ⅴ　MINORS 条目评分：13 分）

[10] Wang C，Schmid CH，Hibberd PL，et al. Tai Chi is effective in treating knee osteoarthritis：a randomized controlled trial ［J］. Arthritis Rheum，2009，61（11）：1545 – 1553.（证据分级：Ⅱ　MINORS 条目评分：22 分）

[11] 张大富，吕应惠，曲建蕊，等. 推拿手法与针灸治疗膝关节骨性关节炎的临床疗效对比研究 ［J］. 海南医学，2014，25（5）：661 – 663.（证据分级：Ⅱ　Jadad 条目评分：3 分）

[12] 麦少卿，章道胜. 章宝春伤科临床经验 ［M］. 福州：福建科学技术出版社，1980.（证据分级：Ⅴ　AMSTAR 量表评分：5 分）

[13] Manheimer E，Cheng K，Linde K，et al. Acupuncture for peripheral joint osteoarthritis ［J］. Cochrane Database Syst Rev，2010（1）：D1977.（证据分级：Ⅰ　AMSTAR 量表评分：6 分）

[14] 中国针灸学会. 循证针灸临床实践指南·膝骨关节炎 ［M］. 北京：中国中医药出版社，2015.

[15] 姚振江，代铁柱. 针刀结合中药治疗风寒湿痹型膝痹病的临床观察 ［C］. 全国第三届针刀治疗膝关节病学术研讨会，十堰，2013.

[16] Jones A，Silva PG，Silva AC，et al. Impact of cane use on pain，function，general health and energy expenditure during gait in patients with knee osteoarthritis：a randomised controlled trial ［J］. Ann Rheum Dis，2012，71（2）：172 – 179.（证据分级：Ⅰ　Jadad 量表评分：5 分）

[17] Raja K，Dewan N. Efficacy of knee braces and foot orthoses in conservative management of knee osteoarthritis：a systematic review ［J］. Am J Phys Med Rehabil，2011，90（3）：247 – 262.（证据分级：Ⅰ　AMSTAR 量表评分：6 分）

[18] Duivenvoorden T，Brouwer R W，van Raaij TM，et al. Braces and orthoses for treating osteoarthritis of the knee ［J］. Cochrane Database Syst Rev，2015（3）：D4020.（证据分级：Ⅰ　AMSTAR 量表评分：8 分）

[19] van Raaij TM, Reijman M, Brouwer RW, et al. Medial knee osteoarthritis treated by insoles or braces: a randomized trial [J]. Clin Orthop Relat Res, 2010, 468 (7): 1926 – 1932. （证据分级：Ⅰ　Jadad 量表评分：5 分）

[20] 童国伟. 海桐皮汤熏洗治疗重度膝骨关节炎疗效观察 [J]. 上海中医药杂志, 2012, 46 (6): 60 – 61. （证据分级：Ⅰ　Jadad 量表评分：4 分）

[21] 许金海, 王国栋, 薛瑞瑞, 等. 骨通贴膏配合运动疗法治疗膝骨关节炎的随机对照临床研究 [J]. 中国医药导刊, 2015 (12): 1265 – 1269. （证据分级：Ⅰ　Jadad 量表评分：4 分）

[22] 郑昱新, 詹红生, 张琥, 等. 奇正青鹏膏剂治疗膝骨关节炎的随机对照临床研究 [J]. 中国骨伤, 2006, 19 (5): 316 – 317. （证据分级：Ⅰ　Jadad 量表评分：3 分）

[23] 何夏秀, 曹炜, 冯兴华. 云南白药酊治疗膝骨关节炎 30 例临床总结 [J]. 中国中医药信息杂志, 2003, 10 (11): 45 – 46. （证据分级：Ⅰ　Jadad 量表评分：5 分）

[24] Chou R, McDonagh MS, Nakamoto E, et al. Analgesics for osteoarthritis: an update of the 2006 comparative effectiveness review [M]. Rockville (MD): Agency for Healthcare Research and Quality (US), 2011. （证据分级：Ⅰ　AMSTAR 量表评分：7 分）

[25] Rutjes AW, Juni P, Da CB, et al. Viscosupplementation for osteoarthritis of the knee: a systematic review and meta – analysis [J]. Ann Intern Med, 2012, 157 (3): 180 – 191. （证据分级：Ⅰ　AMSTAR 量表评分：7 分）

[26] Vaishya R, Pandit R, Agarwal AK, et al. Intra – articular hyaluronic acid is superior to steroids in knee osteoarthritis: A comparative, randomized study [J]. J Clin Orthop Trauma, 2017, 8 (1): 85 – 88. （证据分级：Ⅱ　Jadad 量表评分：4 分）

[27] Bannuru RR, Natov NS, Dasi UR, et al. Therapeutic trajectory following intra – articular hyaluronic acid injection in knee osteoarthritis – meta – analysis [J]. Osteoarthritis Cartilage, 2011, 19 (6): 611 – 619. （证据分级：Ⅰ　AMSTAR 量表评分：7 分）

[28] 唐萌芽, 翁祝承, 邵利芳. 中药治疗膝骨关节炎临床疗效和安全性的系统评价 [J]. 中医正骨, 2014, 26 (1): 43 – 48. （证据分级：Ⅰ　AMSTAR 量表评分：5 分）

[29] 潘建科, 洪坤豪, 刘军, 等. 补肾活血中药治疗膝骨关节炎有效性和安全性的系统评价 [J]. 中华中医药杂志, 2016, 31 (12): 5248 – 5256. （证据分级：Ⅰ　AMSTAR 量表评分：6 分）

[30] 潘建科, 杨伟毅, 刘军, 等. 龙鳖胶囊治疗膝骨关节炎临床疗效及其对生活质量的影响 [J]. 中华中医药学刊, 2017, 35 (3): 558 – 561. （证据分级：Ⅱ　Jadad 量表评分：4 分）

[31] 罗明辉, 潘建科, 洪坤豪, 等. 小针刀联合龙鳖胶囊治疗膝骨关节炎短期疗效观察 [J]. 新中医, 2016, 48 (8): 133 – 134. （证据分级：Ⅲ　MINORS 条目评分：13 分）

[32] 李鹏飞, 靳宪辉, 张庆胜, 等. 滑膜炎颗粒结合红外线治疗膝关节骨性关节炎的临床观察 [J]. 中国医药指南, 2012, 10 (29): 29 – 30. （证据分级：Ⅲ　MINORS 条目评分：13 分）

[33] Zhang W, Jones A, Doherty M. Does paracetamol (acetaminophen) reduce the pain of osteoarthritis? A meta – analysis of randomised controlled trials [J]. Ann Rheum Dis, 2004, 63 (8): 901 – 907. （证据分级：Ⅰ　AMSTAR 量表评分：7 分）

[34] Da CB, Nuesch E, Kasteler R, et al. Oral or transdermal opioids for osteoarthritis of the knee or hip [J]. Cochrane Database Syst Rev, 2014 (9): D3115. （证据分级：Ⅰ　AMSTAR 量表评分：9 分）

［35］ Cepeda MS, Camargo F, Zea C, et al. Tramadol for osteoarthritis ［J］. Cochrane Database Syst Rev, 2006 (3): D5522. （证据分级：Ⅰ AMSTAR 量表评分：8 分）

［36］ Wandel S, Juni P, Tendal B, et al. Effects of glucosamine, chondroitin, or placebo in patients with osteoarthritis of hip or knee: network meta‐analysis ［J］. BMJ, 2010, 341: c4675. （证据分级：Ⅰ AMSTAR 量表评分：8 分）

［37］ Lee YH, Woo JH, Choi SJ, et al. Effect of glucosamine or chondroitin sulfate on the osteoarthritis progression: a meta‐analysis ［J］. Rheumatol Int, 2010, 30 (3): 357 – 363. （证据分级：Ⅰ AMSTAR 量表评分：7 分）

［38］ Towheed TE, Maxwell L, Anastassiades TP, et al. Glucosamine therapy for treating osteoarthritis ［J］. Cochrane Database Syst Rev, 2005 (2): D2946. （证据分级：Ⅰ AMSTAR 量表评分：8 分）

［39］ Palma D RR, Giacovelli G, Girolami F, et al. Crystalline glucosamine sulfate in the treatment of osteoarthritis: evidence of long‐term cardiovascular safety from clinical trials ［J］. Open Rheumatol J, 2011, 5: 69 – 77. （证据分级：Ⅲ MINORS 条目评分：13 分）

［40］ Fidelix TS, Macedo CR, Maxwell LJ, et al. Diacerein for osteoarthritis ［J］. Cochrane Database Syst Rev, 2014 (2): D5117. （证据分级：Ⅰ AMSTAR 量表评分：8 分）

［41］ Bartels EM, Bliddal H, Schondorff PK, et al. Symptomatic efficacy and safety of diacerein in the treatment of osteoarthritis: a meta‐analysis of randomized placebo‐controlled trials ［J］. Osteoarthritis Cartilage, 2010, 18 (3): 289 – 296. （证据分级：Ⅰ AMSTAR 量表评分：9 分）

［42］ Richmond J, Hunter D, Irrgang J, et al. Treatment of osteoarthritis of the knee (nonarthroplasty) ［J］. J Am Acad Orthop Surg, 2009, 17 (9): 591 – 600.

［43］ Thorlund JB, Juhl CB, Roos EM, et al. Arthroscopic surgery for degenerative knee: systematic review and meta‐analysis of benefits and harms ［J］. BMJ, 2015, 350: h2747. （证据分级：Ⅰ AMSTAR 量表评分：7 分）

［44］ Kim HJ, Yoon JR, Choi GW, et al. Imageless navigation versus conventional open wedge high tibial osteotomy: a meta‐analysis of comparative studies ［J］. Knee Surg Relat Res, 2016, 28 (1): 16 – 26. （证据分级：Ⅰ AMSTAR 量表评分：7 分）

［45］ Li N, Tan Y, Deng Y, et al. Posterior cruciate‐retaining versus posterior stabilized total knee arthroplasty: a meta‐analysis of randomized controlled trials ［J］. Knee Surg Sports Traumatol Arthrosc, 2014, 22 (3): 556 – 564. （证据分级：Ⅰ AMSTAR 量表评分：8 分）

［46］ Arirachakaran A, Choowit P, Putananon C, et al. Is unicompartmental knee arthroplasty (UKA) superior to total knee arthroplasty (TKA)? A systematic review and meta‐analysis of randomized controlled trial ［J］. Eur J Orthop Surg Traumatol, 2015, 25 (5): 799 – 806. （证据分级：Ⅰ AMSTAR 量表评分：8 分）

［47］ Jauregui JJ, Buitrago CA, Pushilin SA, et al. Conversion of a surgically arthrodesed knee to a total knee arthroplasty – Is it worth it? A meta‐analysis ［J］. J Arthroplasty, 2016, 31 (8): 1736 – 1741. （证据分级：Ⅰ AMSTAR 量表评分：8 分）

ICS 11.120
C 05

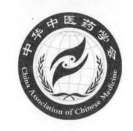

团　体　标　准

T/CACM 1251—2019

中医骨伤科临床诊疗指南
髌骨软骨软化症

Clinical guidelines for diagnosis and treatment of orthopedics
and traumatology in TCM
Chondromalacia patella syndrome

2019-01-30 发布
2020-01-01 实施

中华中医药学会 发布

前　言

本指南按照 GB/T 1.1—2009 给出的规则起草。

本指南代替 ZYYXH/T373—2012　髌骨软骨软化症，与 ZYYXH/T373—2012　髌骨软骨软化症相比主要技术变化如下：

——增加前言、引言内容（见前言及引言部分）。

——增加"范围"部分指南的适用范围描述（见 1）。

——修改"病史"部分内容，将"多见于女性，膝关节劳损、负重史，病程较长"修改为"患者多有髌股关节紊乱、急性外伤、慢性劳损等病史，女性较男性更常见，多发于 30～40 岁，在运动员和体育爱好者中尤为多见。"（见 3.1.1，见 2012 年版本的 3.1.1）。

——增加对"症状、体征"部分的描述，加入临床常见症状"膝部疲软无力、发凉"（见 3.1.2）。

——增加"影像检查"部分内容，对 X 线和 CT、MRI 检查的适应证进行描述（见 3.1.4）。

——增加分级部分"MRI 影像分级"和"髌骨研磨试验手感分级"的内容（见 3.2.1，3.2.3）。

——删除分级部分"Cane 分度法"的内容（见 2012 年版本的 3.2.2）

——增加"鉴别诊断"部分内容，在与"髌下脂肪垫炎"的鉴别中加入查体内容的描述，加入与"膝关节滑膜皱襞综合征"的鉴别（见 3.3.1、3.3.3，见 2012 年版本的 3.3.1）。

——增加"治疗原则"部分的描述，加入"以中医辨证结合病情分级选择不同治疗方案""疗程一般为 2～3 周"（见 5.1）。

——增加"中药内治"部分关于中成药的推荐（见 5.2.1.1）。

——增加"中药外治"部分相关适应证的描述，进一步细化并阐述中药外治适应证内容（见 5.2.1.2）。

——删除"中成药"部分"复方南星止痛膏、红药贴膏（气雾剂）适用于风寒湿症"的内容（见 2012 年版本的 5.2.1.3）。

——增加"关节营养药物"部分对"双醋瑞因胶囊"的推荐（见 5.2.1.3）。

——修改"关节腔内注射疗法"部分内容，将"激素类抗炎镇痛注射液，每周一次"改为"激素类抗炎镇痛注射液，每 3 个月 1 次，1 年内应用不超过 3 次"，同时指出"适用于髌骨软骨软化症的后期治疗，急性期不适合"（见 5.2.1.4，见 2012 年版本的 5.2.1.5）。

——增加"手法按摩"部分对"拍打震荡法"的推荐（见 5.2.2.4）。

——删除"手法按摩"部分"过屈法"的治疗推荐（见 2012 年版本的 5.2.2.4）。

——增加"针灸治疗"部分对针灸治疗适应证的选择（见 5.2.3）。

——增加"非手术治疗"部分对局部超声波理疗的推荐（见 5.2.5）。

——修改"外侧支持带松解术"部分的内容，删除"对年纪较大患者进行截骨手术而致不愈合风险较大，建议采用软组织手术"的内容，对中医小针刀松解髌骨外侧支持带治疗合并轻度髌骨倾斜、半脱位进行描述与推荐（见 5.3.1，见 2012 年版本的 5.3.3）。

——修改"功能锻炼"部分内容，删除"站桩"锻炼方法，加入"踝泵"锻炼方法的推荐，同时加入"避免或尽量减少登山、上下楼梯、下蹲等活动。对于急性期患者，关节肿胀、疼痛较重者，可以适当制动患肢，必要时佩戴支具"的描述（见6，见2012年版本的5.4）。

——依据循证医学方法，在"非手术治疗""手术治疗"部分增加推荐级别（见5.2、5.3）。

本指南由中华中医药学会提出并归口。

本指南主要起草单位：河南省洛阳正骨医院河南省骨科医院。

本指南参与起草单位：广东省中医院、四川省骨科医院、浙江省中医院、湖南省中医院、三亚市中医院、山东潍坊市中医院、沧州中西医结合医院、云南玉溪市中医院、西安市红十字会医院。

本指南主要起草人：黄霄汉、曹学伟、张延杰、李继超、赵建勇、梁翼、张振鹏、黄杰烽、马春涛、冯海波、肖德意、刘娜。

本指南于2012年7月首次发布，2019年1月第一次修订。

引　言

　　2014 年，国家中医药管理局下达中医临床诊疗指南和治未病标准制修订项目，同时为落实好 2014 年中医药部门公共卫生服务补助资金中医药标准制修订项目工作任务，由河南省洛阳正骨医院承担《中医骨伤科临床诊疗指南·髌骨软骨软化症》（项目编号：SATCM—2015—BZ〔149〕）修订任务，为髌骨软骨软化症中医药临床诊疗提供参考与规范，提高髌骨软骨软化症的中医临床诊疗水平，促进中医药的进步与发展。

　　髌骨软骨软化症是临床常见的骨伤科疾病之一，是髌骨软骨面发生局限性软化、纤维化而引起膝关节慢性疼痛的一种常见膝关节疾病，是膝前痛的常见原因之一。然而关于本病的治疗，目前国内发布的诊疗指南有《中华医学会临床诊疗指南》和《中医骨伤科常见病诊疗指南》，内容多为专家共识，且指南制订的方法学质量不高，循证医学证据支持不足。基于循证医学的髌骨软骨软化症中医临床实践指南的研制具有极其重要的意义，有助于循证医学的原则在临床医疗实践中得到贯彻和实施，规范中医药临床诊疗技术，促进医疗服务质量，帮助临床医生和患者选择最佳的治疗方案和决策，取得更好的疗效。区别于西医学，在髌骨软骨软化症的中医临床实践指南制订中体现了辨证论治的特色和优势，建立既符合循证医学方法学要求、又体现中医药诊疗核心内容的方法学框架至关重要。本指南内容主要是基于循证医学原则及中医文献依据分级标准，结合专家共识、专家论证、同行征求意见、临床评价对《中医骨伤科常见病诊疗指南·髌骨软骨软化症》进行系统修订。

　　本指南从范围、术语和定义、诊断、辨证、治疗、功能锻炼等方面对髌骨软骨软化症的诊疗流程进行了规范，旨在为骨科、中医科、康复科等相关临床医生提供诊疗指导和参考。治疗部分包括中药内治、外治，手法按摩、针灸、理疗等非手术治疗，也包括了外侧支持带松解术、胫骨结节内移抬高术、局限性软骨切除加钻孔术、自体骨软骨移植等手术治疗，并分别阐述了各种治疗方法的适应证及推荐级别。本指南内容主要是基于循证医学原则及中医文献依据分级标准制订，具有较好的临床适用性、安全性及有效性。

中医骨伤科临床诊疗指南　髌骨软骨软化症

1　范围

本指南规定了髌骨软骨软化症的诊断、辨证和治疗。

本指南适用于各年龄阶段髌骨软骨软化症的诊断和治疗。

本指南适合中医骨伤科、中西医结合骨科、中医科、康复科等相关临床医师使用。

2　术语和定义

下列术语和定义适用于本指南。

髌骨软骨软化症 Chondromalacia patellae

髌骨软骨软化症是指髌骨软骨面因急性损伤或慢性劳损等原因而致软骨肿胀、龟裂、破碎、侵蚀、脱落，最后与之相对的股骨髁软骨也发生相同病理改变，从而形成髌股关节的骨关节病。

3　诊断

3.1　诊断要点

3.1.1　病史

患者多有髌股关节紊乱、急性外伤、慢性劳损等病史，女性较男性更常见，多发于30～40岁，在运动员和体育爱好者中尤为多见。

3.1.2　症状、体征

发病初期只感觉膝部疲软无力、发凉，加重时髌骨深面疼痛，上下楼梯时明显，休息后疼痛消失，平路行走时无明显不适症状；屈膝久坐或下蹲下跪时疼痛加重，半蹲痛是本病的重要征象。单纯髌骨软骨损伤时无关节积液；后期形成髌股关节病时，可继发滑膜炎而出现关节积液。病程长者，可出现股四头肌萎缩。常见体征为髌骨周缘关节面压痛。

3.1.3　特殊检查

3.1.3.1　髌骨摩擦试验

检查时，使髌骨与其相对的股骨髁间关节面互相挤压研磨或上下左右滑动，可有粗糙的摩擦感、摩擦声和疼痛不适；或检查者一手用力将髌骨推向一侧，另一手拇指按压髌骨边缘后面，可引起疼痛。中、重度关节腔积液时，浮髌试验可阳性。

3.1.3.2　单腿下蹲试验

患者单腿持重，逐渐下蹲至90°～135°时，出现疼痛、发软，蹲下后单腿不能起立。

3.1.4　影像检查

3.1.4.1　X线检查

患膝X线正侧位示：早期无异常；晚期因软骨大部磨损，髌骨与股骨髁部间隙变窄，髌骨和股骨髁部边缘可有骨质增生；髌骨轴位片可显示有无髌骨半脱位或倾斜改变。

3.1.4.2　CT、MRI检查

X线片难以诊断时，可行CT、MRI检查。屈膝30°位膝关节CT检查，可以发现存在髌股关节指数、髌骨髁间沟角、髌骨倾斜角等异常，提示存在髌股关节紊乱，髌骨半脱位或倾斜改变；MRI检查可见软骨内局限性低信号、软骨变薄、不规则等改变，有助于髌骨软骨软化症的早期诊断。

3.2　分级

3.2.1　MRI影像分级

Ⅰ级：髌骨边缘毛糙，髌软骨轮廓正常，仅表现为局部信号强度改变；Ⅱ级：髌软骨表面轻度不规则、变薄，或局部隆起伴髌骨局部信号增高；Ⅲ级：髌软骨毛刷样改变、显著变薄或软骨缺损，临

近髌骨骨髓水肿，可出现小囊变；Ⅳ级：髌软骨缺损、软骨下骨暴露，出现软骨下骨质硬化及囊变。

3.2.2 Outerbridge 分级法

Ⅰ级：软骨微纤维化或裂痕范围小于 0.5 cm，局限性软化或肿胀，软骨有厚纤维形成。Ⅱ级：关节软骨微纤维化或裂痕范围为 0.5~1cm，碎裂与龟裂直径小于 1.3cm。Ⅲ级：关节软骨微纤维化或裂痕范围为 1~2cm，碎裂与龟裂范围大于 1.3cm。Ⅳ级：关节软骨微纤维化或裂痕范围达 2cm 以上，软骨糜烂深达软骨下骨组织。

3.2.3 髌骨研磨试验手感分级

Ⅰ级：髌软骨与股骨滑车光滑，无摩擦感。Ⅱ级：髌软骨与股骨滑车之间有轻度摩擦感，如丝绸之间的摩擦。Ⅲ级：髌软骨与股骨滑车之间有中度摩擦感，如粗布之间的摩擦。Ⅳ级：髌软骨与股骨滑车之间有重度摩擦感，如石头之间的摩擦。

3.3 鉴别诊断

3.3.1 髌下脂肪垫炎

本病变在髌下脂肪组织内，由损伤、劳损、寒湿侵袭等刺激产生疼痛，也可由关节其他组织病变继发。疼痛主要位于两侧膝眼及髌腱下方，研磨髌骨无相应症状。查体可见 Hoffa 征阳性：屈膝90°，检查者拇指及示指按压髌韧带内外侧脂肪垫，患膝屈曲90°，检查者拇指及示指按压髌韧带内外侧脂肪垫，嘱患者主动伸直膝关节或过伸，感膝前部剧烈挤压痛。部分病例伴有关节弹响、关节交锁或股四头肌萎缩。

3.3.2 髌腱周围炎

髌腱周围炎是指引起髌尖下极髌腱附着点及髌腱腱周围部疼痛的创伤性病变而言，可分为以髌尖腱起点处疼痛为主的髌尖型，即"髌尖末端病"；以髌腱部症状为主的普通型，即单纯髌腱腱围炎。也可两者兼有。主要因运动时反复牵拉或过度负荷引起。主要症状是跳痛、上下楼痛、半蹲痛、打软腿。重者跑步时痛，甚至走路痛。查体：可见股四头肌萎缩，髌腱增粗，髌尖或髌腱压痛，或可触及髌尖增生。伸膝抗阻痛阳性。本病多在屈膝90°时疼痛最重，而髌骨软骨病多在屈膝90°~135°时疼痛加重，结合病史及体征可鉴别两病。大多数患者 X 线表现为阴性，部分患者可见髌腱钙化灶或髌尖延长。

3.3.3 膝关节滑膜皱襞综合征

本病是膝关节滑膜皱襞反复受到损伤或刺激，使滑膜皱襞变性、增生而引起的一系列膝关节不稳、弹响、疼痛等膝关节内病变。多有外伤史，伤后膝关节疼痛，关节积液，屈伸活动时在膝关节内侧有弹响伴疼痛，行走无力，疼痛部位往往在髌股关节的上及内侧间隙处，久坐后疼痛明显。有些患者膝关节屈伸时，有突然"卡住"的感觉。体格检查：股四头肌萎缩，关节积液，髌骨上方压痛，内侧压痛较外侧压痛多见，随膝关节屈伸，在髌骨内缘有时可摸到有股骨内髁上滑动的呈索状的髌内滑膜皱襞。X 线片有助于发现其他膝关节内紊乱的原因。双重对比膝关节造影可清楚显示滑膜皱襞，对诊断有一定帮助。关节镜检查是诊断本综合征的一个重要手段。

4 辨证

4.1 风寒湿证

膝关节疼痛，遇寒或者阴雨天时加重，遇暖相对缓解，苔薄白或腻，脉弦或濡。

4.2 风湿热证

膝关节疼痛，膝部发热肿胀，肤色红，苔黄腻，脉滑数。

4.3 气滞血瘀证

膝关节疼痛如刺，痛有定所，肢体麻木，关节肿硬，屈伸不利，舌紫见瘀斑，脉涩沉弱。

4.4 肝肾不足证

膝关节疼痛时重时轻，劳累后加重，休息后减轻，苔薄，舌淡、边有齿痕，双尺脉沉细。

5 治疗

5.1 治疗原则

以中医辨证结合病情分级选择不同治疗方案，以非手术治疗为主，疗程一般为 2～3 周；软骨Ⅲ级以上损伤、反复疼痛、关节肿胀者，可手术治疗。

5.2 非手术治疗

5.2.1 药物治疗

5.2.1.1 中药内治

5.2.1.1.1 风寒湿证

治法：祛风散寒，除湿通络。

主方：蠲痹汤（《医学心悟》）加减。（推荐级别：D）

组成：制附子、桂枝、羌活、独活、寻骨风、海桐皮、千年健、威灵仙、当归、白术、甘草、防己、防风、通草等。

亦可选用骨龙胶囊、风湿骨痛丸、寒湿痹冲剂等中成药。

5.2.1.1.2 风湿热证

治法：清热祛湿，舒筋通络。

主方：防己黄芪汤（《金匮要略》）加减。（推荐级别：D）

组成：防己、黄芪、怀牛膝、苍术、薏苡仁、木瓜、银花藤、木通、豨莶草、白术、炙甘草等。

亦可选用湿热痹冲剂、当归拈痛丸等中成药。

5.2.1.1.3 气滞血瘀证

治法：行气活血，通络止痛。

主方：身痛逐瘀汤（《医林改错》）加减。（推荐级别：B）

组成：羌活、独活、秦艽、桃仁、红花、地龙、甘草、牛膝、防己、川芎、当归、五灵脂、制没药等。

亦可选用筋骨痛消丸、元胡止痛片等中成药。

5.2.1.1.4 肝肾不足证

治法：补肝益肾，活络止痛。

主方：独活寄生汤（《备急千金要方》）加减。（推荐级别：C）

组成：独活、桑寄生、秦艽、细辛、当归、熟地黄、赤芍、茯苓、怀牛膝、党参、全蝎等。

亦可选用壮骨关节胶囊、骨康胶囊、大活络丹等中成药。

5.2.1.2 中药外治

根据不同适应证，选择不同的外治法，寒者热之，热者寒之。风寒湿证、肝肾不足证及气滞血瘀证，宜温经通络、活血止痛，可选用桑枝、桂枝、伸筋草、透骨草、牛膝、木瓜、乳香、没药、红花、羌活、独活、积雪草、补骨脂、淫羊藿、萆薢等煎水取汁，熏洗患处，每日 1～2 次；急性期关节肿胀严重，皮肤发热，属湿热证者，可用局部冷疗。（推荐级别：C）

5.2.1.3 关节营养药物

氨基葡萄糖对帮助软骨修复有一定作用，一般为口服剂型，5 周为 1 个疗程；双醋瑞因胶囊可以显著改善退行性关节疾病引起的疼痛和关节功能障碍等症状，需长期用药（不短于 3 个月），50mg，每日 1～2 次，餐后服用。（推荐级别：C）

5.2.1.4 关节腔内注射疗法

可选用激素类抗炎镇痛注射液，每 3 个月 1 次，1 年内应用不超过 3 次，短期止痛效果较好，但只宜暂用，适用于髌骨软骨软化症的后期治疗，急性期不适合。

5.2.2 手法按摩

5.2.2.1 点揉法

患者取仰卧位，术者用掌根在髌骨周围自上而下沿顺时针方向按揉 5 分钟，再点压双侧膝眼、委中、足三里、血海等穴各 2 分钟。

5.2.2.2 推拉法

用双手指抓握髌骨，横向或纵向推拉 5 次，用力要轻缓。

5.2.2.3 叩击法

术者用掌心轻度叩击患膝髌骨前缘 50 次，速度要慢，有反弹感。

5.2.2.4 拍打震荡法

患者站立位，轻轻拍打膝关节，反复 4～6 次，适用于非肿胀急性期。（推荐级别：D）

5.2.3 针灸治疗

取患侧梁丘、血海、膝眼、膝阳关等穴。患者仰卧位，将膝关节屈曲 90°，患腿肌肉放松，以毫针直刺，以针感向股四头肌方向放射为佳。留针 30 分钟，留针期间用艾条行温和灸 2～3 壮。每日 1 次，10 次为 1 个疗程，适用于风寒湿证。（推荐级别：C）

5.2.4 离子导入

取当归、川芎、桃仁、伸筋草、透骨草、防风、细辛、土鳖虫、血竭、川乌、草乌等各 50g，水煎 1 小时后取液。采用直流电药导机，将药垫（正极）放置于髌骨前缘，水垫（负极）置于腘窝处。先用"复合药导"（5～10mA）治疗 10 分钟，后改为"速治"（10～25mA）治疗 20～30 分钟，每日 1 次，10 日为 1 个疗程。疗程间隔 5 日。（推荐级别：D）[9]

5.2.5 局部理疗

超声波治疗髌骨软骨软化症效果良好。每次 10～15 分钟，每日 2 次。输出能量：1～8 档，根据患者感受调整；输出波形：脉冲调制正弦波；焦平面距离：在 10～50mm 范围内；输出功率≤5W，输入功率≤100W；超声波频率：1MHz±15% 或 0.6MHz±15%。（推荐级别：C）

5.3 手术治疗

5.3.1 外侧支持带松解术

外侧支持带松解术（切断髌骨横韧带、髌骨下的斜束）是最常用的方案。临床中应用小针刀治疗合并轻度髌骨倾斜、半脱位、Q 角异常者效果良好，可根据患者病情，结合髌骨轴位 X 线片、CT、MRI 等检查分析病情，选择髌骨高应力点和髌骨周围痛点 1～3 个进行髌骨周围松解，如髌骨向外移位，则在髌骨外侧选择压痛点或紧张点，所有松解点用亚甲蓝标记，消毒后用针刀快速松解 2～3 刀，针下有松动后出针，无菌敷料外敷。（推荐级别：B）

5.3.2 胫骨结节内移抬高术

对合并髌骨向外半脱位的年轻患者可行胫骨结节内移抬高术，以改善髌骨轨迹及伸膝装置的力线。（推荐级别：C）

5.3.3 局限性软骨切除加钻孔术

此为目前仍较常用的基本术式。可采用关节镜或髌前内侧、前外侧切口，显露髌骨后，以刨刀削除变性的软骨，暴露软骨下骨板；用 2mm 克氏针钻孔数个，使来自骨内的纤维肉芽组织填补缺损软骨，最后化生成纤维软骨。钻孔也能释放骨内压，使疼痛得到缓解。（推荐级别：C）

5.3.4 自体骨软骨移植

自体骨软骨块蜂窝状移植（又称马赛克软骨移植术），是用特殊器械凿取膝关节股骨髁非负重区骨软骨组织，并将其移至负重区，呈马赛克样镶嵌移植。（推荐级别：D）

6 功能锻炼

股四头肌练习是防治髌骨软骨软化症最常用、最有效的方法。通过加强股四头肌的力量，可增加关节的稳定性，改善髌骨关节应力分布，并可防止由于膝酸痛及发软而造成的跌仆或意外伤害。常用方法如踝泵、直腿抬高练习。选择不引起疼痛的几个关节角度，做多角度等长股四头肌练习，或者做无疼痛范围的短弧等速肌力练习，对恢复股四头肌肌力效果更好。避免或尽量减少登山、上下楼梯、下蹲等活动。对于急性期患者，关节肿胀、疼痛较重者，可以适当制动患肢，必要时佩戴支具。

7　预防与调护

　　髌骨软骨软化症的预防主要是减少髌股关节的持续压力，改善软骨营养。主要方法包括严格控制体重，调整饮食结构，减轻体重对膝关节的负担，改善关节功能，减轻疼痛；减少膝关节的损伤，尽量避免膝关节的外伤和反复的应力刺激；预防骨质疏松，经常参加户外活动，多晒太阳等，骨质疏松严重者应给予抗骨质疏松治疗；避免长距离体育活动，如长跑、反复蹲起、跪下、过多的上下楼梯等。调护方面要注意膝关节的防寒保暖，使之免受风寒暑湿邪气侵袭；避免久立、久行，增加关节负担；适当进行床上直腿抬高、游泳、骑车等活动，有助于关节功能的恢复。

参 考 文 献

[1] 张文庆，周湘桂，易化平，等. 髌骨软化症病因与治疗研究进展 [J]. 中国矫形外科杂志，2010，18 (22)：1884 – 1886.

[2] 杨冬秀，刘丽娜，徐凤梅. X 线及 MRI 对髌骨软骨软化症诊断的研究 [J]. 齐齐哈尔医学院学报，2010，31 (9)：1388.

[3] 孙卫伟，李秀芳，吴俊凤. 髌骨软骨软化症 102 例 X 线表现 [J]. 吉林医学，2012，33 (12)：2581.

[4] 孔飞. 髌骨软化症的 X 线、CT、MRI 表现分析及价值 [J]. 中国医药指南，2013，11 (13)：554 – 555.

[5] 阳明. 髌骨关节排列紊乱的 CT 测量 [J]. 医学影像学杂志，2008，18 (3)：325 – 327.

[6] Rose PM, Demlow TA, Szumowski J, et al. Chondromalacia patellae：fat suppressed MR imaging [J]. Radiology. 1994，193 (2)：437.

[7] 国家中医药管理局. 中医病证诊断疗效标准 (2012 版) [M]. 北京：中国医药科技出版社，2012：208.

[8] 郭亮. 郭剑华. 中医综合治疗髌骨软化症优化方案 [J]. 中国中医急症，2013，22 (12)：2068 – 2073.

[9] 李伟. 三痹汤离子导入配合功能锻炼治疗髌骨软化症 [J]. 中医正骨，2011，23 (1)：56 – 58. (证据分级：Ⅲ MINORS 条目评价：13 分)

[10] 郑卫斌，张永国. 补肾祛痹汤配合手法治疗老年性膝骨性关节炎 106 例 [J]. 山西中医，2007，28 (12)：1616 – 1617. (证据分级：Ⅲ MINORS 条目评价：13 分)

[11] 曹永生. 阳和汤联合防己黄芪汤治疗痹病的效果观察 [J]. 临床合理用药杂志，2012，5 (8)：82 – 83. (证据分级：Ⅲ MINORS 条目评价：14 分)

[12] 刘声益，李刚. 辨证论治结合西医治疗退行性膝骨性关节病 281 例 [J]. 陕西中医，2010，31 (8)：991 – 992. (证据分级：Ⅰ Jadad 量表评分：3 分)

[13] 孙桂华，杨荣生. 加减身痛逐瘀汤内服合中药熏洗治疗多合并症膝骨性关节炎的临床观察 [J]. 大家健康，2015，9 (2)：326 – 327. (证据分级：Ⅰ Jadad 量表评分：3 分)

[14] 余建华，张衡. 独活寄生汤治疗膝骨关节炎临床观察 [J]. 中国实验方剂学杂志，2010，16 (7)：215 – 217. (证据分级：Ⅱ Jadad 量表评分：3 分)

[15] 练伟东. 独活寄生汤联合股四头肌训练治疗膝骨性关节炎 30 例临床观察 [J]. 河北中医，2015，37 (4)：553 – 555. (证据分级：Ⅱ Jadad 量表评分：3 分)

[16] 蔡孟卿. 中药熏洗配合玻璃酸钠注射治疗髌骨软化症 40 例疗效观察 [J]. 中国民族民间医药，2012 (1)：92. (证据分级：Ⅱ Jadad 量表评分：3 分)

[17] 徐立伟，宋凤明. 康复结合中药外洗治疗髌骨软化症 45 例疗效观察 [J]. 中国中医急症，2008，17 (5)：622 – 623. (证据分级：Ⅱ Jadad 量表评分：3 分)

[18] 李图力·古尔. 氨基葡萄糖治疗髌骨软化症的疗效分析 [J]. 海峡药学，2013，25 (12)：164 – 165. (证据分级：Ⅱ Jadad 量表评分：3 分)

[19] 王建国.手法按摩结合股四头肌力量训练治疗运动员髌骨软化症［J］.按摩与康复医学，2014，5（11）：88－89.（证据分级：Ⅲ　MINORS 条目评价：13 分）

[20] 黄燕，陈雄，吴新果，等.强化股内斜肌联合电针干预髌骨软骨软化症疗效观察［J］.上海针灸杂志，2015，34（4）：355－357.（证据分级：Ⅱ　Jadad 量表评分：3 分）

[21] 李范强，梁海棠.综合治疗髌骨软化症临床疗效观察［J］.按摩与康复医学，2010（5）：1－2.（证据分级：Ⅱ　Jadad 量表评分：3 分）

[22] 任建增，庞国峰，顾金水，等.小针刀配合手法治疗髌骨软化症 106 例临床观察［J］.2005，27（4）：283.（证据分级：Ⅰ　Jadad 量表评分：3 分）

[23] 张卫国，杨华清，张鹏，等.改良胫骨结节抬高术治疗髌骨软化症［J］.中国矫形外科杂志，2002，9（4）：359.（证据分级：Ⅱ　Jadad 量表评分：3 分）

[24] 李永辉，郭龙泉，习平山.髌骨软化症 26 例疗效分析［J］.中医正骨，2000，12（10）：4.（证据分级：Ⅲ　MINORS 条目评价：13 分）

ICS 11.120
C 05

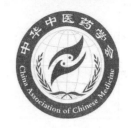

团 体 标 准

T/CACM 1259—2019

中医骨伤科临床诊疗指南
指屈肌腱腱鞘炎

Clinical guidelines for diagnosis and treatment of orthopedics
and traumatology in TCM
Flexor tendon tenosynovitis

2019-01-30 发布
2020-01-01 实施

中华中医药学会 发布

前　言

本指南按照 GB/T 1.1—2009 给出的规则起草。

本指南代替 ZYYXH/T 408—2012　指屈肌腱腱鞘炎，与 ZYYXH/T 408—2012　指屈肌腱腱鞘炎相比主要技术变化如下：

——增加前言、引言内容（见前言及引言部分）。

——增加"范围"中指南的适用范围描述（见1）。

——增加"术语和定义"部分内容，如"鼠标手""键盘手"（见2）。

——修改"影像检查"内容，将其修改为"摄手正斜位 X 线片以排除骨关节病变，不典型病例可行肌骨 B 超、磁共振检查"（见3.1.3、2012 年版本的3.1.3）。

——增加"其他检查"的内容"不典型病例可行类风湿因子、血尿酸、血常规、红细胞沉降率（血沉）、C 反应蛋白等检查，以与其他疾病相鉴别"（见3.1.4）。

——修改"鉴别诊断"中类风湿关节炎的内容，将其修改为"指屈肌腱腱鞘炎和类风湿关节炎都有掌指关节或指间关节肿痛、活动受限僵直等症状，但前者痛点多在掌侧，后者痛点多在关节周围，类风湿关节炎多为对称性、多关节炎症，类风湿因子多阳性，腕及手 X 线摄片可见类风湿关节炎典型的放射学改变"（见3.2.1、2012 年版本的3.2.1）。

——删除腱鞘结核的内容（见 2012 年版本的3.2.2）。

——增加"鉴别诊断"中手部骨关节炎的内容，其内容为"指屈肌腱腱鞘炎和手部骨关节炎都有掌指关节或指间关节肿痛、活动受限僵直等症状。但后者多见于老年患者，发病缓慢，手 X 线摄片可见关节软骨和骨质的退行性变，以及骨质增生"（见3.2.2）。

——增加"鉴别诊断"中痛风的内容，其内容为"指屈肌腱腱鞘炎和痛风都有掌指关节或指间关节肿痛，活动受限，但痛风一般起病急，急性发作一天内至高峰，局部红肿，常伴高尿酸血症，后期可见痛风石"（见3.2.3）。

——增加"辨证"的概括性描述，其内容为"指屈肌腱腱鞘炎的辨证论治以三期辨证为主，早、中、晚三期对应的证型分别为气滞血瘀证、风湿痹阻证和筋脉失养证，指屈肌腱腱鞘炎可不伴随全身症状的明显改变"（见4）。

——增加辨证早期的主症和次症的内容，其内容为"主症：疼痛、肿胀明显，可感到结节状物滑动及弹跳感。次症：舌质红或有瘀斑，苔薄白，脉浮数或脉浮紧"（见4.1）。

——增加辨证中期的主症和次症的内容，其内容为"主症：手指屈伸活动时伴弹响，疼痛、肿胀减轻。次症：舌质暗红，苔薄黄，脉弦"（见4.2）。

——增加辨证晚期的主症和次症的内容，其内容为"主症：手指屈伸活动受限明显，可伴交锁、肌肉萎缩等。次症：舌淡，苔薄，脉细"（见4.3）。

——修改"治疗原则"，其内容为"指屈肌腱腱鞘炎的治疗原则为解除疼痛，恢复功能，局部治疗为主。治疗方法可分为非手术治疗及手术治疗两大类，临床上应根据患者具体的情况进行选择"（见5.1、2012 年版本的5.1）。

——每种治疗方法增加推荐等级（见5.2、5.2.1、5.2.2、5.2.3、5.2.4、5.2.5、5.2.6、5.2.7、5.3）。

——在"非手术治疗"中，中药内治部分"常用药"修改为"组成"，增加"外固定治疗"，将中药外治改为"药物外治"，将局部注射治疗改为"局部注射"。除中药内治，其余每项治疗方法增加适应证和注意事项，局部注射和小针刀治疗中还增加禁忌证。每种治疗方法增加推荐等级（见5.2.1、5.2.2、5.2.3、5.2.4、5.2.5、5.2.6、5.2.7，见2012年版本的5.2.1、5.2.2、5.2.3、5.2.4、5.2.5、5.2.6）。

——在"手法治疗"中，对方法进行部分修改，修改后其内容为"在结节部作按揉弹拨、横向推动、纵向拨筋等动作，最后握住患者末节向远端拔伸，每日或隔日1次"（见5.2.2，见2012年版本的5.2.1）。

——在"针灸治疗"中，对方法进行部分修改，修改后其内容为"在结节部位及周围痛点行艾灸或针刺治疗，隔日1次"（见5.2.3，见2012年版本的5.2.4）。

——在"药物外治"中，对方法进行部分修改，增加功能锻炼方法和常用药物，修改后其内容为"可将膏药贴于患处，也可将软膏涂擦于患处，还可用中药煎水熏洗患指，或用药渣热敷患指，并配合患指屈伸功能锻炼。常用药物：散瘀膏、消肿止痛散、舒筋活血洗方、活血止痛洗方和扶他林软膏等"（见5.2.5，见2012年版本的5.2.3）。

——在"局部注射"中，对方法进行部分修改，增加常用药物，修改后其内容为"将皮质醇药物和利多卡因混合后平行肌腱方向注射于结节处，进针遇到骨头时退出少许即可，注入药物时局部立即有胀感，张力增大。每周1次，一般注射1~2次，不超过3次。常用药物：曲安奈德、地塞米松、利多卡因等"（见5.2.6，见2012年版本的5.2.6）。

——在"小针刀治疗"中，对方法进行部分修改，修改后其内容为"以无菌纱布加压包扎2~3日。可用注射器针头或刀片代替小针刀进行治疗"（见5.2.7，见2012年版本的5.2.5）。

——在"手术治疗"中，增加适应证的部分内容"非手术治疗无效者"和禁忌证，以及推荐等级，将治疗方法合并一处，增加部分内容"必要时可剪除2mm宽的腱鞘组织"（见5.3、5.3.1、5.3.2、5.3.3、5.3.4，2012年版本的5.3.1、5.3.2、5.3.2.1、5.3.2.2、5.3.2.3、5.3.2.4、5.3.2.5、5.3.2.6、5.3.2.7）。

——依据循证医学方法，在"非手术治疗""外固定治疗""手法治疗""针灸治疗""中药内治""药物外治""局部注射""小针刀治疗""手法治疗"部分增加推荐级别（见5.2、5.2.1、5.2.2、5.2.3、5.2.4、5.2.5、5.2.6、5.2.7、5.3）。

——增加预防和调护（见6）。

本指南由中华中医药学会提出并归口。

本指南主要起草单位：湖南中医药高等专科学校附属第一医院。

本指南参与起草单位：中国中医科学院望京医院、湖南中医药大学附属第一医院、北京中日友好医院、山西省中医院、南方医科大学中西医结合医院、湖南中医药大学附属第二医院、湖南常德市第一中医院、湖南湘潭市中心医院、湖南株洲市中医伤科医院、南华大学附属南华医院、湖南衡阳市中医院。

本指南主要起草人：肖学锋、张军、谢心军、唐向盛、刘小刚、汪青春、孙绍裘、刘勇、唐新桥、袁尚锋、谢松林、尹立刚、张剑慧、雷静、刘志豪、何国超、贾琼。

本指南于2012年7月首次发布，2019年1月第一次修订。

引　言

2014 年，国家中医药管理局下达中医临床诊疗指南和治未病标准制修订项目，同时为落实好 2014 年中医药部门公共卫生服务补助资金中医药标准制修订项目工作任务，由湖南中医药高等专科学校附属第一医院承担《中医骨伤科临床诊疗指南·指屈肌腱腱鞘炎》（项目编号：SATCM—2015—BZ〔169〕）修订任务，为指屈肌腱腱鞘炎中医药临床诊疗提供参考与规范，提高指屈肌腱腱鞘炎的中医临床诊疗水平，促进中医药的进步与发展。

指屈肌腱腱鞘炎是临床常见的骨伤科疾病之一，临床表现为掌指关节掌侧局限性压痛，并可扪及硬结，手指屈伸时可感到结节状物滑动及弹跳感，产生扳机样动作及弹响。本病可发生于不同年龄，多发于妇女和手工劳动者，以拇指、中指、无名指多见，少数患者可多个手指同时发病。然而关于本病的治疗，目前国内发布的诊疗指南有《中华医学会临床诊疗指南》和《中医骨伤科常见病诊疗指南》，内容多为专家共识，且指南制订的方法学质量不高，循证医学证据支持不足。而基于循证医学的指屈肌腱腱鞘炎中医临床实践指南的研制具有极其重要的意义，有助于循证医学的原则在临床医疗实践中得到贯彻和实施，规范中医药临床诊疗技术，促进医疗服务质量，帮助临床医生和患者选择最佳的治疗方案和决策，取得更好的疗效。区别于西医学，在指屈肌腱腱鞘炎的中医临床实践指南制订中体现了辨证论治的特色和优势，建立既符合循证医学方法学要求、又体现中医药诊疗核心内容的方法学框架至关重要。本指南内容主要是基于循证医学原则及中医文献依据分级标准，结合专家共识、专家论证、同行征求意见、临床评价对《中医骨伤科常见病诊疗指南·指屈肌腱腱鞘炎》进行系统修订。

本指南从范围、术语和定义、诊断、辨证、治疗、预防和调护等方面对指屈肌腱腱鞘炎的诊疗流程进行了规范，旨在为骨科、中医科、康复科、针灸科、推拿科等相关临床医生提供诊疗指导和参考。治疗部分分为手术治疗及非手术治疗两大部分，并分别阐述了各种治疗方法的适应证、方法、注意事项及推荐级别。非手术治疗部分主要包括外固定治疗、手法治疗、针灸治疗、中药内治、药物外治、局部注射和小针刀治疗等；手术治疗部分为手术松解。本指南内容主要是基于循证医学原则及中医文献依据分级标准制订，具有较好的临床适用性、安全性及有效性。

中医骨伤科临床诊疗指南　指屈肌腱腱鞘炎

1　范围

本指南提出成人指屈肌腱腱鞘炎的诊断、辨证、治疗、预防和调护。

本指南适用于成人指屈肌腱腱鞘炎的诊断和治疗。

本指南适合中医骨伤科、中西医结合骨科、中医科、康复科、针灸科、推拿科等相关临床医师使用。

2　术语和定义

下列术语和定义适用于本指南。

指屈肌腱腱鞘炎 Flexor tendon tenosynovitis

指屈肌腱腱鞘炎是指手指屈肌腱在腱鞘内因机械性摩擦而引起的慢性无菌性炎症改变，又称"弹响指""扳机指""鼠标手""键盘手"。本病可发生于不同年龄，多发于妇女和手工劳动者，以拇指、中指、无名指多见，少数患者可多个手指同时发病。[1]

3　诊断

3.1　诊断要点

3.1.1　病史

有手部劳损病史。多见于妇女及手工劳动者，好发于拇指、中指、无名指。

3.1.2　症状、体征

本病起病多较缓慢，早期在掌指关节掌侧局限性酸痛，晨起或工作劳累后、用凉水后加重，活动或热敷后症状减轻，活动稍受限，随后疼痛可向腕部及手指远侧放散。随着腱鞘狭窄和肌腱变性增粗的发展，肌腱滑动越来越困难，掌指关节掌侧压痛，并可扪及硬结，手指屈伸时可感到结节状物滑动及弹跳感，产生扳机样动作及弹响。可有急性发作，严重时手指不能主动屈曲或交锁在屈曲位不能伸直。

3.1.3　影像检查

摄手正斜位 X 线片以排除骨关节病变，不典型病例可行肌骨 B 超、磁共振检查。

3.1.4　其他检查

不典型病例可行类风湿因子、血尿酸、血常规、红细胞沉降率（血沉）、C 反应蛋白等检查，以与其他疾病相鉴别。

3.2　鉴别诊断

3.2.1　类风湿关节炎

指屈肌腱腱鞘炎和类风湿关节炎都有掌指关节或指间关节肿痛、活动受限僵直等症状，但前者痛点多在掌侧，后者痛点多在关节周围，类风湿关节炎多为对称性、多关节炎症，类风湿因子多阳性，腕及手 X 线摄片可见类风湿关节炎典型的放射学改变。

3.2.2　手部骨关节炎

指屈肌腱腱鞘炎和手部骨关节炎都有掌指关节或指间关节肿痛、活动受限僵直等症状；但后者多见于老年患者，发病缓慢，手 X 线摄片可见关节软骨和骨质的退行性变，以及骨质增生。

3.2.3　痛风

指屈肌腱腱鞘炎和痛风都有掌指关节或指间关节肿痛，活动受限，但痛风一般起病急，急性发作一天内至高峰，局部红肿，常伴高尿酸血症，后期可见痛风石[2]。

4 辨证

指屈肌腱腱鞘炎的辨证论治以三期辨证为主，早、中、晚三期对应的证型分别为气滞血瘀证、风湿痹阻证和筋脉失养证，指屈肌腱腱鞘炎可不伴随全身症状的明显改变。

4.1 早期

早期掌指关节掌侧肿胀，患者手指用力伸屈时疼痛明显。

主症：疼痛、肿胀明显，可感到结节状物滑动及弹跳感。

次症：舌质红或有瘀斑，苔薄白，脉浮数或脉浮紧。

4.2 中期

中期充血水肿减轻，掌指关节掌侧可扪及明显硬结。

主症：手指屈伸活动时伴弹响，疼痛、肿胀减轻。

次症：舌质暗红，苔薄黄，脉弦。

4.3 后期

后期手指屈伸活动完全受限，需健手帮助屈伸活动。

主症：手指屈伸活动受限明显，可伴交锁、肌肉萎缩等。

次症：舌淡，苔薄，脉细。

5 治疗

5.1 治疗原则和方法

指屈肌腱腱鞘炎的治疗原则为解除疼痛，恢复功能，局部治疗为主。治疗方法可分为非手术治疗及手术治疗两大类，临床上应根据患者的具体情况进行选择。

5.2 非手术治疗（推荐等级：A)

5.2.1 外固定治疗（推荐等级：B)

5.2.1.1 适应证

局部肿胀、屈伸活动疼痛严重者。

5.2.1.2 方法

采用合适的外固定材料，固定患指于功能位，疼痛、肿胀缓解后，去除外固定，逐步进行患指屈伸功能锻炼[3]。

5.2.1.3 注意事项

注意指端血运感觉情况，根据患指肿胀情况，适时调整松紧度。

5.2.2 手法治疗（推荐等级：B)

5.2.2.1 适应证

屈伸活动伴有弹跳感或弹响，局部肿胀疼痛不严重者。

5.2.2.2 方法

在结节部作按揉弹拨、横向推动、纵向拨筋等动作，最后握住患者末节向远端拔伸，每日或隔日1次[4]。

5.2.2.3 注意事项

手法用力适度，由轻到重。

5.2.3 针灸治疗（推荐等级：B)

5.2.3.1 适应证

狭窄较轻，患指主动屈曲受限或交锁不严重者。

5.2.3.2 方法

在结节部位及周围痛点行艾灸[5]或针刺治疗[6]，隔日1次。

5.2.3.3 注意事项

灸法应防止烫伤，以患者有温热感而无灼痛感为度；针刺治疗注意无菌操作，防止感染。

5.2.4 中药内治（推荐等级：E）

5.2.4.1 早期 气滞血瘀证

治法：活血祛瘀，行气止痛。

主方：血府逐瘀汤（《医林改错》）加减。

组成：桃仁、红花、柴胡、川芎、牛膝、当归、白芍、生地黄、羌活、制川乌等。

5.2.4.2 中期 风湿痹阻证

治法：祛风除湿。

主方：羌活胜湿汤（《内外伤辨惑论》）加减。

组成：羌活、独活、桂枝、川芎、白芷、蔓荆子、泽兰、防风、桑枝、甘草、威灵仙等。

5.2.4.3 后期 筋脉失养证

治法：养血荣筋。

主方：当归四逆汤（《伤寒论》）加减。

组成：当归、桂枝、白芍、细辛、甘草、川乌、鸡血藤、川芎等。

5.2.5 药物外治（推荐等级：E）

5.2.5.1 适应证

狭窄较轻，患指主动屈曲受限或交锁不严重者。

5.2.5.2 方法

可将膏药贴于患处，也可将软膏涂擦于患处，还可用中药煎水熏洗患指，或用药渣热敷患指，并配合患指屈伸功能锻炼。常用药物：散瘀膏、消肿止痛散[7]、舒筋活血洗方、活血止痛洗方[8]和扶他林软膏等。

5.2.5.3 注意事项

皮肤破损或皮肤过敏者慎用。

5.2.6 局部注射（推荐等级：A）

5.2.6.1 适应证

局部疼痛严重，患指主动屈曲受限或交锁不严重者。

5.2.6.2 方法

将皮质醇药物和利多卡因混合后平行肌腱方向[9]注射于结节处，进针遇到骨头时退出少许即可，注入药物时局部立即有胀感，张力增大。每周1次，一般注射1～2次，不超过3次[10-13]。常用药物如曲安奈德[12]、地塞米松[13]、利多卡因等。

5.2.6.3 注意事项

严格无菌操作，预防感染；腱鞘内外注射无明显差异[14]，治疗后防止手指过度劳累，劳逸结合。

5.2.6.4 禁忌证

局部感染、凝血功能障碍及严重糖尿病患者。

5.2.7 小针刀治疗（推荐等级：A）

5.2.7.1 适应证

患指主动屈曲受限或交锁明显者。

5.2.7.2 方法

局部麻醉满意后，用小针刀平行于肌腱方向刺入结节部，沿肌腱走行方向作上下挑刺，不要向两侧偏斜，否则可损伤肌腱、神经和血管。如弹响已消失，手指活动恢复正常，则表示已切开腱鞘。若创口小者可不缝合，以无菌纱布加压包扎2～3日[15-19]。可用注射器针头[20-22]或刀片[23,24]代替小针刀进行治疗。

5.2.7.3 注意事项

严格无菌操作，防止感染；沿肌腱方向操作，防止损伤肌腱、神经和血管；治疗后适时进行患指屈伸功能锻炼。

5.2.7.4 禁忌证

局部感染、凝血功能障碍及严重糖尿病患者。

5.3 手术治疗[1,25]（推荐等级：A)

5.3.1 适应证

狭窄严重，患指不能主动屈曲或交锁在屈曲位，严重影响生活和工作者；以及非手术治疗无效者。

5.3.2 方法

局部麻醉满意后，沿远侧掌横纹做长约2cm的横切口，切开皮肤后，将皮下组织及掌腱膜纵行切开，切开皮肤后钝性分离皮下组织，直达腱鞘。直视下在腱鞘的旁侧纵行切开一小口，以小剪刀伸入，纵行切开增厚的腱鞘，必要时可剪除2mm宽的腱鞘组织，完全解除腱鞘狭窄部分。随即检查手指屈活动情况，见肌腱肿大部分滑动无阻即可。松放止血带，止血，冲洗伤口，不缝切开的腱鞘，缝合皮肤。

5.3.3 注意事项

严格无菌操作，防止感染；勿损伤肌腱两侧的指神经和指动脉；治疗后次日即可开始手指的屈伸活动，活动幅度不宜过大；逐渐加大练习的程度和运动幅度，直至恢复正常的手指功能。

5.3.4 禁忌证

局部感染、凝血功能障碍及严重糖尿病患者。

6 预防和调护

注意劳逸结合，避免手指过度屈伸，或长时间用力持物，防止劳损；从事手工劳动时，应适当休息，保护手指，避免伤害；同时，还要注意局部保暖，避免寒冷刺激。

参 考 文 献

[1] 胥少汀. 实用骨科学 [M]. 4 版. 北京：人民军医出版社，2011：1885 – 1887.

[2] 湛先荣. 扳机指 3 例误诊分析 [J]. 中国校医，2007，21 (2)：211 – 212.

[3] Tarbhai K, Hannah S, von Schroeder HP. Trigger finger treatment：a comparison of 2 splint designs [J]. J Hand Surg Am, 2012, 37 (2)：243 – 249. （证据分级：Ⅰ Jadad 条目评分：3）

[4] 陈磊. 按摩治疗弹响指 61 例 [J]. 河南中医，2004 (4)：61 – 62. （证据分级：Ⅴ MINORS 条目评分：13）

[5] 何永昌. 阿是穴压灸法治疗拇指屈肌腱鞘炎疗效观察 [J]. 针灸临床杂志，2006 (5)：41 – 42. （证据分级：Ⅰ Jadad 条目评分：2）

[6] 李昌植，叶明柱. 针刺合阳穴治疗屈指肌腱腱鞘炎 36 例 [J]. 长春中医药大学学报，2012 (3)：494 – 495. （证据分级：Ⅴ MINORS 条目评分：13）

[7] 田明涛，张磊. 消肿止痛散贴敷治疗扳机指 150 例 [J]. 中医外治杂志，2001 (1)：52. （证据分级：Ⅴ MINORS 条目评分：13）

[8] 位向东，盖小刚. 活血止痛散熏洗治疗扳机指 64 例 [J]. 江西中医药，2007 (3)：30. （证据分级：Ⅴ MINORS 条目评分：13）

[9] Jianmongkol S, Kosuwon W, Thammaroj T. Intra – tendon sheath injection for trigger finger：the randomized controlled trial [J]. Hand Surg, 2007, 12 (2)：79 – 82. （证据分级：Ⅰ Jadad 条目评分：4）

[10] Fleisch SB, Spindler KP, Lee DH. Corticosteroid injections in the treatment of trigger finger：a level Ⅰ and Ⅱ systematic review [J]. J Am Acad Orthop Surg, 2007, 15 (3)：166 – 171. （证据分级：Ⅰ AMSTAR 量表评分：7）

[11] Peters – Veluthamaningal C, van der Windt DA, Winters JC, et al. Corticosteroid injection for trigger finger in adults [J]. Cochrane Database Syst Rev, 2009 (1)：D5617. （证据分级：Ⅰ AMSTAR 量表评分：11）

[12] Peters – Veluthamaningal C, Winters JC, Groenier KH, et al. Corticosteroid injections effective for trigger finger in adults in general practice：a double – blinded randomized placebo controlled trial [J]. Ann Rheum Dis, 2008, 67 (9)：1262 – 1266. （证据分级：Ⅰ Jadad 条目评分：4）

[13] Ring D, Lozano – Calderon S, Shin R, et al. A prospective randomized controlled trial of injection of dexamethasone versus triamcinolone for idiopathic trigger finger [J]. J Hand Surg Am, 2008, 33 (4)：516 – 522, 523 – 524. （证据分级：Ⅰ Jadad 条目评分：4）

[14] Jandaghi AB, Mardani – Kivi M, Fakheri A, et al. Intra – sheath versus extra – sheath image – guided corticosteroid injection in patients with trigger finger：results from a triple – blind randomized control trial [J]. Iranian Journal of Radiology, 2014, 11：S60 – S61. （证据分级：Ⅰ Jadad 条目评分：5）

[15] Chao M, Wu S, Yan T. The effect of miniscalpel – needle versus steroid injection for trigger thumb release [J]. J Hand Surg Eur Vol, 2009, 34 (4)：522 – 525. （证据分级：Ⅰ Jadad 条目评分：4）

[16] 杨翊，周光涛，张德清. 针刀治疗屈指肌腱狭窄性腱鞘炎疗效观察 [J]. 上海针灸杂志，2011 (7)：467 – 468. （证据分级：Ⅰ Jadad 条目评分：2）

［17］ 柴一峰. 针刀治疗屈指肌腱狭窄性腱鞘炎 80 例 ［J］. 光明中医，2011（4）：756 – 757. （证据分级：Ⅰ Jadad 条目评分：2）

［18］ 钱平，张鸿斌. 小针刀治疗屈指肌腱腱鞘炎 93 例疗效观察 ［J］. 颈腰痛杂志，2012（5）：395 – 396. （证据分级：Ⅰ Jadad 条目评分：2）

［19］ 常修河. 小针刀治疗拇指狭窄性腱鞘炎 60 例 ［J］. 河南中医，2012（8）：1072 – 1073. （证据分级：Ⅰ Jadad 条目评分：1）

［20］ Sato ES, Gomes DSJ, Belloti JC, et al. Treatment of trigger finger：randomized clinical trial comparing the methods of corticosteroid injection，percutaneous releasen and open surgery ［J］. Rheumatology （Oxford），2012，51（1）：93 – 99. （证据分级：Ⅰ Jadad 条目评分：4）

［21］ Zyluk A, Jagielski G. Percutaneous A1 pulley release vs. steroid injection for trigger digit：the results of a prospective，randomized trial ［J］. J Hand Surg Eur Vol，2011，36（1）：53 – 56. （证据分级：Ⅰ Jadad 条目评分：4）

［22］ Gilberts EC, Beekman WH, Stevens HJ, et al. Prospective randomized trial of open versus percutaneous surgery for trigger digits ［J］. J Hand Surg Am，2001，26（3）：497 – 500. （证据分级：Ⅰ Jadad 条目评分：4）

［23］ Bamroongshawgasame T. A comparison of open and percutaneous pulley release in trigger digits ［J］. J Med Assoc Thai，2010，93（2）：199 – 204. （证据分级：Ⅰ Jadad 条目评分：4）

［24］ Dierks U, Hoffmann R, Meek MF. Open versus percutaneous release of the A1 pulley for stenosing tendovaginitis：a prospective randomized trial ［J］. Tech Hand Up Extrem Surg，2008，12（3）：183 – 187. （证据分级：Ⅰ Jadad 条目评分：4）

［25］ Wang J, Zhao JG, Liang CC. Percutaneous release，open surgery，or corticosteroid injection，which is the best treatment method for trigger digits? ［J］. Clin Orthop Relat Res，2013，471（6）：1879 – 1886. （证据分级：Ⅰ AMSTAR 量表评分：9）

———————————

ICS 11.120
C 05

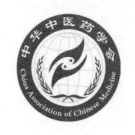

团 体 标 准

T/CACM 1262—2019

中医骨伤科临床诊疗指南
锁骨骨折

Clinical guidelines for diagnosis and treatment of orthopedics
and traumatology in TCM
Clavicle fracture

2019-01-30 发布

2020-01-01 实施

中华中医药学会 发布

前　言

本指南按照 GB/T 1.1—2009 给出的规则起草。

本指南代替 ZYYXH/T 379—2012　锁骨骨折，与 ZYYXH/T 379—2012　锁骨骨折相比，主要技术变化如下：

——增加前言、引言内容（见前言及引言部分）。

——修改"范围"部分适用范围的描述（见 1、2012 年版本的 1）。

——删除"诊断要点"（见 2012 年版本的 3.1）。

——修改"病史"部分内容，将"肩部"修改为"锁骨部"（见 3.1、2012 年版本的 3.1.1）。

——修改对"症状、体征"部分的描述，细化查体等的具体内容（见 3.2、2012 年版本的 3.1.2）。

——修改"影像检查"部分内容，对 X 线和 CT 检查的适应证进行描述（见 3.3、2012 年版本的 3.1.3）。

——修改骨折分类部分一类骨折描述的内容，将"锁骨中段或中外 1/3 交界骨折"修改为"此型最为多见，中 1/3 移位骨折可发生典型的移位。骨折线可呈横行、斜行，或呈粉碎性骨折"（见 3.4.1、2012 年版本的 3.2.1）。

——删除骨折分类部分一类骨折分型的内容（见 2012 年版本的 3.2.1.1、3.2.1.2）。

——修改骨折分类部分二类Ⅰ型骨折描述内容，将"骨折无明显移位，喙锁韧带完整"修改为"骨折位于喙锁韧带与肩锁韧带之间，或位于锥形韧带与斜方韧带之间。韧带未受损伤，因此骨折断端相对稳定，骨折没有明显的移位。是外 1/3 骨折中最为常见的类型"（见 3.4.2、2012 年版本的 3.2.2.1）。

——修改骨折分类部分二类Ⅱ型骨折描述内容，将"骨折有移位，喙锁韧带从骨折近端止点处剥离，骨折远端受上肢重力牵拉向前下移位，并随肩胛骨的活动而活动"修改为"锁骨外 1/3 骨折，喙锁韧带与内侧骨端分离，可再分为 A、B 两型。Ⅱ A 型：锥形韧带和斜方韧带与骨折远端保持连接，近骨折块不与喙锁韧带相连，并向上移位。Ⅱ B 型：骨折线位于锥形韧带与斜方韧带之间，锥形韧带断裂，斜方韧带与骨折远端仍保持联系"（见 3.4.2、2012 年版本的 3.2.2.2）。

——修改骨折分类部分二类Ⅲ型骨折描述内容，将"锁骨外端关节面骨折，早期不易诊断，常被漏诊，易导致创伤性关节炎"修改为"为锁骨外端关节面的骨折。喙锁韧带保持完整"（见 3.4.2、2012 年版本的 3.2.2.3）。

——修改骨折分类部分三类Ⅰ型骨折描述内容，将"骨折无明显移位，肋锁韧带完整"修改为"骨折线位于肋锁韧带附丽点的内侧，韧带保持完整，骨折无明显移位"（见 3.4.3、2012 年版本的 3.2.3.1）。

——修改骨折分类部分三类Ⅱ型骨折描述内容，将"骨折有移位，肋锁韧带断裂，骨折远端受上肢重力牵拉向前下移位，骨折远端受胸锁乳突肌牵拉向上向后移位"修改为"肋锁韧带损伤，骨折有明显移位"（见 3.4.3、2012 年版本的 3.2.3.2）。

——增加骨折分类部分三类Ⅲ型骨折内容（见 3.4.3）。

——修改"鉴别诊断"部分内容，进一步细化需与锁骨骨折相鉴别的各类疾病之间的鉴别诊断内容（见3.5、2012年版本的3.3）。

——增加辨证分型部分的参考依据描述及三期辨证的主次症状描述（见4）。

——修改三期辨证治疗中期的时间界限，将"伤后2~3周"修改为"伤后3~4周"（见4.2、2012年版本的4.2）。

——修改三期辨证治疗后期的时间界限，将"受伤3周后"修改为"受伤4周后"（见4.3、2012年版本的4.3）。

——修改"治疗原则"的描述，增加有关婴幼儿、儿童及成人骨折的治疗原则（见5.1、2012年版本的5.1）。

——修改"复位方法"的内容，增加有关卧位复位法的描述（见5.2.1.1、2012年版本的5.2.1.1）。

——修改"固定方法"的内容，增加罗氏肩锁固定法、肩臂带加肩挑式夹板固定法等治疗方法的描述（见5.2.1.2、2012年版本的5.2.1.2）。

——修改手术治疗适应证的相关描述，细化手术治疗的参考指征（见5.3.1、2012年版本的5.3.1）。

——修改手术方法的描述，将"切开复位钢板螺钉内固定术"修改为"切开复位植入物内固定"（见5.3.2.2、2012年版本的5.3.2.2）。

——删除中药内治早期中"攻下逐瘀法""清热凉血法"的相关内容（见2012年版本的5.2.2.1.1.2、5.2.2.1.1.3）。

——删除中成药治疗部分"沈阳红药胶囊（片）"的治疗推荐（见2012年版本的5.2.2.3）。

——增加中成药部分对"云南白药胶囊"的治疗推荐（见5.4.3）。

——修改"功能锻炼"部分内容，分别对手术治疗及非手术治疗后的功能锻炼方法进行详细描述与推荐（见6、2012年版本的5.4）。

——依据循证医学方法，在"非手术治疗""手术治疗""药物治疗"和"功能锻炼"部分增加推荐级别（见5.2、5.3、5.3和6.1、6.2）。

本指南由中华中医药学会提出并归口。

本指南由广东省中医院负责起草。

本指南由山东省文登整骨医院、佛山市中医院、广州市正骨医院、中山市中医院、南方医科大学南方医院、甘肃省中医院、福建省泉州市正骨医院、湖南省正大邵阳骨伤科医院、广州市番禺区中医院、深圳平乐骨伤科医院参加起草。

本指南主要起草人：刘军、谭远超、林定坤、杨海韵、潘建科、洪坤豪、黄崇博、张文贤、高广凌、李铭雄、孙燕、高大伟、石宇雄、郑军、许树柴、陈海云、苏海涛、陈伯健、江涛、王海洲。

本指南于2012年7月首次发布，2019年1月第一次修订。

引　言

2014 年，国家中医药管理局下达中医临床诊疗指南和治未病标准制修订项目，同时为落实好 2014 年中医药部门公共卫生服务补助资金中医药标准制修订项目工作任务，由广东省中医院承担《中医骨伤科临床诊疗指南·锁骨骨折》（项目编号：SATCM—2015—BZ〔173〕）修订任务，为锁骨骨折中医药临床诊疗提供参考与规范，提高锁骨骨折的中医临床诊疗水平，促进中医药的进步与发展。

锁骨骨折是临床常见的骨伤科疾病之一，临床表现为骨折处肿胀、畸形、疼痛。锁骨骨折占成年人骨折的 2% ~ 5%，占儿童骨折的 10% ~ 15%，可占到全身骨折的 2.6% ~ 10%；锁骨干骨折可占 69% ~ 82%，锁骨外侧端骨折可占 21% ~ 28%，锁骨内侧端骨折可占 2% ~ 3%。然而关于本病的治疗，目前国内发布的诊疗指南有《中华医学会临床诊疗指南》和《中医骨伤科常见病诊疗指南》，内容多为专家共识，且指南制订的方法学质量不高，循证医学证据支持不足。而基于循证医学的锁骨骨折中医临床实践指南的研制具有极其重要的意义，有助于循证医学的原则在临床医疗实践中得到贯彻和实施，规范中医药临床诊疗技术，促进医疗服务质量，帮助临床医生和患者选择最佳的治疗方案和决策，取得更好的疗效。区别于西医学，在锁骨骨折的中医临床实践指南制订中体现了辨证论治的特色和优势，建立既符合循证医学方法学要求、又体现中医药诊疗核心内容的方法学框架至关重要。本指南内容主要是基于循证医学原则及中医文献依据分级标准，结合专家共识、专家论证、同行征求意见、临床评价对《中医骨伤科常见病诊疗指南·锁骨骨折》进行系统修订。

本指南从范围、术语和定义、诊断、辨证、治疗、功能锻炼等方面对锁骨骨折的诊疗流程进行了规范，旨在为骨科、中医科、康复科等相关临床医生提供诊疗指导和参考。治疗部分分为非手术治疗、手术治疗及药物治疗三大部分，并分别阐述了各种治疗方法的适应证及推荐级别。非手术治疗部分主要以手法复位外固定疗法为主；手术治疗部分主要包括闭合复位经皮穿针内固定、切开复位植入物内固定、植骨内固定术、神经损伤探查术、血管损伤探查术等；药物治疗部分则分别从中药三期辨证内治、中药外治及中成药三个方面展开论述。本指南内容主要是基于循证医学原则及中医文献依据分级标准制订，具有较好的临床适用性、安全性及有效性。

中医骨伤科临床诊疗指南　锁骨骨折

1　范围

本指南提出锁骨骨折的诊断、辨证、治疗和功能锻炼。

本指南适用于锁骨骨折的诊断和治疗。

本指南适合中医骨伤科、中西医结合骨科、中医科、康复科等相关临床医师使用。

2　术语和定义

下列术语和定义适用于本指南。

锁骨骨折 Clavicle fracture

凡发生于锁骨全段的骨折均称为锁骨骨折。

3　诊断[1]

3.1　病史

有明确的锁骨部间接或直接外伤史。

3.2　症状、体征

锁骨处局部疼痛、肿胀、压痛明显，有移位的骨折可触及异常活动及骨擦音，伴畸形，患侧上肢痛性活动受限。幼儿可根据外伤史；检查时，可见头倾向患侧，下颏部转向健侧，从腋下托起或提拉上肢出现哭闹或痛苦面容，提示可能有骨折。

3.3　影像检查

X线正位片可确定骨折类型及移位情况，但不易发现骨折前后重叠移位，必要时可摄锁骨斜/轴位片。对于锁骨外端及锁骨内1/3骨折，常规X线片有时难以做出诊断，可行CT检查。

3.4　分类

锁骨骨折一般按骨折部位分为外1/3骨折、中1/3骨折和内1/3骨折。

3.4.1　一类（中1/3骨折）

此型最为多见，中1/3移位骨折可发生典型的移位。骨折线可呈横行、斜行，或呈粉碎性骨折。

3.4.2　二类（外1/3骨折）

此型较为少见，根据喙锁韧带与骨折部位相对关系，可再分为以下几种类型：

Ⅰ型：骨折位于喙锁韧带与肩锁韧带之间，或位于锥形韧带与斜方韧带之间。韧带未受损伤，因此骨折断端相对稳定，骨折没有明显的移位。是外1/3骨折中最为常见的类型。

Ⅱ型：锁骨外1/3骨折，喙锁韧带与内侧骨端分离，可再分为A、B两型。ⅡA型：锥形韧带和斜方韧带与骨折远端保持连接，近骨折块不与喙锁韧带相连，并向上移位。ⅡB型：骨折线位于锥形韧带与斜方韧带之间，锥形韧带断裂，斜方韧带与骨折远端仍保持联系。

Ⅲ型骨折：为锁骨外端关节面的骨折。喙锁韧带保持完整。

3.4.3　三类（内1/3骨折）

锁骨内端骨折（骨折线位于肋锁韧带附近）最为少见。可进一步分为三型：

Ⅰ型：骨折线位于肋锁韧带附丽点的内侧，韧带保持完整，骨折无明显移位。

Ⅱ型：肋锁韧带损伤，骨折有明显移位。

Ⅲ型：锁骨内端关节面骨折。易形成晚期胸锁关节退行性变。

由于骨骺板强度较骨与韧带结构弱，因此在同样的外力作用下，在青少年时期，锁骨内端更易发生骨骺分离。当锁骨内端骨骺尚未骨化时，X线片诊断易误诊为胸锁关节脱位。

3.5 鉴别诊断

3.5.1 对于成人锁骨骨折，X线片诊断较为明确，但有时需注意与病理骨折相鉴别。

3.5.2 对于新生儿及不同年龄的儿童，锁骨骨折有时需与一些其他病损相鉴别。

3.5.2.1 先天性锁骨假关节

新生儿表现为锁骨中外1/3交界处有假关节活动和包块，多发生在右侧锁骨。随年龄增长，局部畸形加重。X线表现为锁骨中外1/3处假关节形成，两骨折端接近并表现为鳞茎状的团块。

3.5.2.2 锁颅发育不全

为家族遗传性膜内成骨发育异常的疾患。可累及锁骨、颅骨及骨盆、脊柱、手骨、脚骨的发育，造成相应的畸形。临床表现为锁骨全部或部分缺如。X线片与先天性锁骨假关节不同，骨两端有较大的间隙，骨端逐渐变细。同时伴有颅骨、骨盆环缺失及面骨发育小等畸形。

3.5.2.3 锁骨内端骨骺分离

锁骨内端骨骺骨化较晚，闭合最迟。因此幼儿及青少年锁骨内端外伤时，较少发生胸锁关节脱位或骨折，而更易发生骨骺分离。骨骺分离在X线片上表现为胸锁关节脱位的征象。

3.5.2.4 肩锁关节脱位

儿童的锁骨外端骨折在临床上或摄X线片有时也难与肩锁关节分离相鉴别，必要时需行CT检查。

4 辨证

本辨证分型参考《中药新药临床研究指导原则》[2]《中医病证诊断疗效标准》[3]，在《中医骨伤科常见病诊疗指南》[4]的基础上结合前期的文献整理进一步完善。锁骨骨折的辨证论治规律以三期辨证为主，气滞血瘀证、瘀血内阻证、气血亏虚证、肝肾亏虚证是基本证型。

4.1 早期

伤后1~2周，肌肉、筋脉受损，血离经脉，瘀积不散。

主症：骨折、疼痛、肿胀、瘀斑等。

次症：口渴，尿赤，便秘，舌质红或有瘀斑，苔黄，脉浮数或脉浮紧。

4.2 中期

伤后3~4周，虽损伤症状改善，肿胀瘀阻渐趋消退，疼痛逐步减轻，但瘀阻去而未尽，疼痛减而未止。

主症：骨折未连或骨连未坚、痛减、肿消未尽等。

次症：舌质暗红，苔薄黄，脉弦。

4.3 后期

受伤4周后，瘀肿已消，但筋骨尚未坚定，功能尚未完全恢复，气血亏损，体质虚弱。

主症：骨折未连或骨连未坚，可伴有头晕眼花、面色淡白或腰膝酸痛、肢体痿软等。

次症：神疲乏力，或少气懒言，舌淡，苔薄，脉细。

5 治疗

5.1 治疗原则[1]

锁骨骨折的治疗方法很多，以非手术治疗为主。非手术治疗虽然难以达到解剖复位，但可使绝大部分骨折达到功能复位。非手术与手术都有一定的骨不愈合率[5-8]，临床上应根据患者的具体情况选择非手术治疗或是手术治疗。

5.1.1 婴幼儿及儿童锁骨骨折

新生儿及婴儿锁骨骨折，由于骨折愈合很快，皮肤细嫩，所以不需特殊固定，以免损伤皮肤。需注意避免压迫、活动锁骨。幼儿骨塑形能力较强，不宜采用手术治疗。儿童移位的锁骨骨折，可采用非手术治疗的方法（如"8"字固定带固定法），年龄较大者或10余岁的少年，需严格制动。年龄较大的患儿若有手术指征者（开放性骨折，移位骨折断端有潜在损伤神经血管或纵隔、顶破皮肤的危险，肩胛带严重短缩以致影响外观），可考虑行手术治疗。

5.1.2　成人锁骨骨折

成人的锁骨骨折常由较大外力引起，骨与软组织损伤较重，而且骨愈合能力及塑形能力减弱，因此需重视骨折的复位与固定。对于中1/3锁骨骨折，可考虑非手术治疗，如闭合复位"8"字固定带固定，一般需固定4~6周。去除8字固定带后再用颈腕吊带保护3~4周，以免骨折愈合不牢而发生再骨折。外1/3Ⅰ型骨折时，因喙锁韧带完整，骨折移位不大，可考虑非手术治疗以保护患肢；外1/3Ⅱ型损伤时，近骨折端与喙锁韧带失去连接，骨折移位较大，难以用手法复位。因此原则上可采用切开复位、内固定治疗。外1/3Ⅲ型骨折早期一般可采用非手术方法治疗。内1/3锁骨骨折一般移位不大，可考虑非手术治疗，如吊带等保护、止痛，早期开始肩关节功能锻炼。有血管、神经合并损伤时，需行手术治疗，内固定应慎用，以免损伤局部重要结构。

5.2　非手术治疗（推荐级别：A)[9-11]

5.2.1　手法复位外固定疗法

5.2.1.1　复位方法

患者坐凳上，双手叉腰，抬头挺胸。助手在其背后，一足踏于凳缘上，用膝部顶住患者背部正中，双手握其两肩外侧，向背后徐徐拔伸，以矫正骨折端重叠移位。术者站于患者前面，以两手拇、示、中指分别捏住两骨折端，将骨折近端向前向下推按，骨折远端向后向上端提，矫正侧方移位。对于难以复位者，可采用卧位复位法。

5.2.1.2　固定方法

手法整复后，两腋下各置棉垫，然后以"8"字固定带或双圈固定。"8"字固定带固定须挺胸、双肩关节充分外展后伸；双圈固定时，要选择大小适当的纱布棉圈，背后拉紧双圈，迫使双肩后伸，加大双肩外展。固定后，用三角巾将患肢悬吊于胸前。锁骨骨折一般固定1个月即可解除固定，行功能锻炼。固定期间需注意观察松紧度，必要时做出调整。此外，还有罗氏肩锁固定法[12]、肩臂带加肩挑式夹板固定法[13]、"8"字绷带包扎固定法联合锁骨固定带固定法[14]、外展架配合"8"字绷带及小夹板外固定法[15]等。由于复位固定治疗方案难以达到专家共识，故本指南未做推荐。

5.3　手术治疗（推荐级别：A)[7,16-19]

5.3.1　适应证

多数锁骨骨折采用非手术治疗有望得到满意的治疗效果。但在某些情况下，一些类型的骨折需采用手术治疗。以下为手术治疗的参考指征：

　　a)　合并神经、血管损伤。

　　b)　开放锁骨骨折。

　　c)　锁骨外1/3Ⅱ型损伤。

　　d)　锁骨骨折合并同侧肩胛颈骨折，形成浮动肩。需手术固定锁骨，以稳定肩胛颈骨折或同时行肩胛颈骨折的内固定。

　　e)　锁骨粉碎性骨折，骨折间夹有软组织，影响愈合，或有潜在顶破皮肤、损伤神经及血管的危险，不能闭合复位时。

　　f)　多发损伤或双侧锁骨骨折，肢体需早期开始功能锻炼时。

　　g)　不愿长期忍受非手术制动。

　　h)　患者并发神经系统或神经、血管病变，如帕金森病等，外固定难以奏效，或不能长期忍受非手术制动。

　　i)　骨不连。

5.3.2 手术方法

5.3.2.1 闭合复位经皮穿针内固定（推荐级别：B）[20,21]

适用于大多数闭合骨折，尤其是一类锁骨骨折。此外，还包括闭合复位经皮弹性髓内针内固定[22]等。

5.3.2.2 切开复位植入物内固定（推荐级别：A）[19,23]

适用于各部位、各种类型闭合骨折，非手术疗法治疗失败者，尤其适用于粉碎性骨折、不稳定性骨折。内固定方式可有钢板螺钉内固定、克氏针内固定、髓内钉内固定等[24-32]。

5.3.2.3 植骨内固定术（推荐级别：D）[33]

适用于严重骨缺损、骨不连。

5.3.2.4 神经损伤探查术（推荐级别：E）[34,35]

开放性骨折合并神经损伤，臂丛神经被骨块卡住或嵌入骨端间者，或神经损伤经非手术疗法治疗3个月未能恢复者，可做臂丛神经探查术。

5.3.2.5 血管损伤探查术（推荐级别：E）

合并有锁骨下动静脉损伤者应行手术探查，骨折内固定，并修复损伤的血管。

5.4 药物治疗

5.4.1 中药内治（推荐级别：D）[36,37]

5.4.1.1 早期

骨折早期，瘀血不去而新血不生，皮肉筋骨失去正常濡养，修复功能受到影响，治当祛瘀行气、消肿止痛。由于气血损伤的偏重，寒热各异，年龄及体质的强弱不同，需随证加减。

5.4.1.1.1 行气活血法

主方：桃仁四物汤（《医垒元戎》）加减。

组成：桃仁、川芎、当归、赤芍、生地黄、红花、牡丹皮、制香附、延胡索等。

（推荐级别：D）[38]

5.4.1.2 中期

伤损诸症经过早期治疗，肿胀消退，疼痛减轻，但瘀肿虽消而未尽，断骨虽连而未坚，其治疗以"和"法为主，具体分为和营止痛法、接骨续筋法。

5.4.1.2.1 和营止痛法

主方：和营止痛汤（《伤科补要》）加减。

组成：赤芍、当归、川芎、苏木、陈皮、乳香、桃仁、川续断、乌药、没药、木通、甘草等。

（推荐级别：D）

5.4.1.2.2 接骨续筋法

主方：续骨活血汤（《中医伤科学讲义》）加减。

组成：当归、赤芍、白芍、生地黄、红花、土鳖虫、骨碎补、煅自然铜、川续断、积雪草、乳香、没药等。

（推荐级别：D）

5.4.1.3 后期

损伤日久，正气必虚，故后期宜采用"补"法，可分为补气养血法、补养脾胃法、补益肝肾法。此外，由于损伤日久，瘀血凝结，筋肌粘连挛缩，复感风寒湿邪，关节酸痛、屈伸不利者颇为多见，故后期除用补养法外，舒筋活络法、温经通络法也较为常用。

5.4.1.3.1 补气养血法

主方：八珍汤（《丹溪心法》）加减。

组成：当归、川芎、白芍、熟地黄、人参、白术、茯苓、炙甘草等。

（推荐级别：D）

5.4.1.3.2 补益肝肾法

主方：壮筋养血汤（《伤科补要》）加减。

组成：白芍、当归、川芎、川续断、红花、生地黄、牛膝、牡丹皮、杜仲等。

（推荐级别：D）

5.4.1.3.3 补养脾胃法

主方：补中益气汤（《内外伤辨惑论》）加减。

组成：黄芪、人参、白术、炙甘草、当归、陈皮、升麻、柴胡、生姜、大枣等。

（推荐级别：D）

5.4.1.3.4 舒筋活络法

主方：舒筋汤（《医略六书》）加减。

组成：白芍、熟地黄、菊花、牡丹皮、牛膝、秦艽、白术、枸杞、玉竹等。

（推荐级别：D）

5.4.1.3.5 温经通络法

主方：麻桂温经汤（《伤科补要》）加减。

组成：麻黄、桂枝、红花、白芷、细辛、桃仁、赤芍、甘草等。

（推荐级别：D）

锁骨骨折除按骨折三期辨证用药之外，若出现骨折迟缓愈合者，应重用接骨续筋药，如土鳖虫、自然铜、骨碎补之类；闭合骨折若合并神经损伤，在骨折复位、夹板固定后，内服药还应加入行气活血、通经活络之品，如黄芪、地龙等。（推荐级别：E）

5.4.2 中药外治

应用于锁骨骨折的外用药主要有消瘀退肿的双柏散、舒筋活血的舒筋活络膏、接骨续筋的驳骨散等。对于新伤瘀血积聚者可选用海桐皮汤；陈伤风湿冷痛、瘀血已初步消散者，可选用上肢损伤洗方。（推荐级别：E）

5.4.3 中成药

红药贴膏（气雾剂）外贴：适用于早期。（推荐级别：E）

伤科接骨片、接骨七厘片[39]：适用于中期。（推荐级别：D）

云南白药胶囊，可配合云南白药膏外敷[40-47]：适用于早、中期。（推荐级别：A）

6 功能锻炼

6.1 手术治疗后

术后早期需要应用颈腕吊带保护患肢，可在不引起疼痛的范围内开始被动功能锻炼，可鼓励患者进行洗脸、进餐、写字等日常生活活动。早期的疼痛消失后可开始钟摆运动，可进行肩袖、二头肌、三头肌的等长收缩。建议在4~6周，肩关节的前屈、上举和外展不超过90°，以免发生应力集中。6周后开始肩关节无限制的各项活动，待骨折初步愈合后开始抗阻力的练习，术后3个月后逐渐恢复体育运动。（推荐级别：E）

6.2 非手术治疗后

初期可做手指、腕、肘关节的屈伸活动和用力握拳活动，以促进气血运行，达到消肿止痛的目的。中期逐渐做肩部练功活动，如耸肩活动和肩部后伸的扩胸活动。后期拆除外固定，可逐渐做肩关节的各种方向活动，重点是肩外展和外旋运动，防止肩关节因固定时间长而致肩关节周围炎。（推荐级别：D）[48]

7 预防和调护

7.1 预防

锁骨骨折的预防重在避免外伤暴力的发生，这需要每一个人在日常生活和工作中做到安全第一，把外伤暴力损害的发生率降到最低。对于儿童而言，监护人及教师应做好安全教育工作，牢固树立安全防范意识；对于中青年而言，在外出时应着重预防交通事故等暴力事件的发生；对于老年人而言，由于骨质疏松导致脆性骨折的发生率极高，故应定期检查骨密度并规律进行抗骨质疏松治疗，在日常生活中应着重预防摔倒，外出时尤须加强警惕。

7.2　调护

锁骨骨折发生后应及时用三角巾将患肢固定于胸前并尽早至医院就诊，注意观察患肢手指的血液循环、疼痛、肿胀等情况；经恰当的治疗后，应定期门诊复查，根据 X 线片了解骨折愈合情况，并及时调整治疗方案；后期应加强患肢主动功能锻炼，促进功能康复；注意加强营养，适当补充钙剂，促进骨折处及时愈合。

参 考 文 献

[1] 王亦璁. 骨与关节损伤 [M]. 4版. 北京：人民卫生出版社，2007.

[2] 郑筱萸. 中药新药临床研究指导原则 [M]. 北京：中国医药科技出版社，2002.

[3] 国家中医药管理局. 中医病证诊断疗效标准 [S]. 南京：南京大学出版社，1994.

[4] 中华中医药学会. 中医骨伤科常见病诊疗指南 [M]. 北京：人民卫生出版社，2012.

[5] Lenza M, Buchbinder R, Johnston RV, et al. Surgical versus conservative interventions for treating fractures of the middle third of the clavicle [J]. Cochrane Database Syst Rev, 2013, 6 (6): D9363. （证据分级：Ⅰ AMSTAR 量表评分：7 分）

[6] Liu G, Tong S, Ou S, et al. Operative versus nonoperative treatment for clavicle fracture: a meta – analysis [J]. International Orthopaedics, 2013, 37 (8): 1495 – 1500. （证据分级：Ⅰ AMSTAR 量表评分：7 分）

[7] Virtanen KJ, Malmivaara AOV, Remes VM, et al. Operative and nonoperative treatment of clavicle fractures in adults [J]. Acta Orthopaedica, 2012, 83 (1): 65 – 73. （证据分级：Ⅰ AMSTAR 量表评分：8 分）

[8] Zlowodzki M, Zelle BA, Cole PA, et al. Treatment of acute midshaft clavicle fractures: systematic review of 2144 fractures: on behalf of the Evidence – Based Orthopaedic Trauma Working Group [J]. J Orthop Trauma, 2005, 19 (7): 504 – 507. （证据分级：Ⅰ AMSTAR 量表评分：6 分）

[9] 吴宇峰，伍中庆，苏培基，等. 保守和手术治疗锁骨骨折的成本 – 效果分析 [J]. 中国中医骨伤科杂志，2006，14 (3): 21 – 23. （证据分级：Ⅲ MINORS 条目评分：17 分）

[10] Walton B, Meijer K, Melancon K, et al. A cost analysis of internal fixation versus nonoperative treatment in adult midshaft clavicle fractures using multiple randomized controlled trials [J]. Journal of Orthopaedic Trauma, 2015, 29 (4): 173 – 180. （证据分级：Ⅰ AMSTAR 量表评分：5 分）

[11] Evaniew N, Simunovic N, Mckee MD, et al. Cochrane in CORR (registered trademark): Surgical versus conservative interventions for treating fractures of the middle third of the clavicle [J]. Clinical Orthopaedics and Related Research, 2014, 472 (9): 2579 – 2585. （证据分级：Ⅰ AMSTAR 量表评分：6 分）

[12] 刘军，潘建科，许树柴，等. 罗氏肩锁固定法治疗锁骨骨折42例疗效观察 [J]. 新中医，2013，45 (12): 91 – 93. （证据分级：Ⅴ MINORS 条目评分：13 分）

[13] 孙燕，孙炜，孙广生. 肩臂带加肩挑式夹板固定治疗锁骨骨折的临床研究 [J]. 中医正骨，2003，15 (9): 3 – 5. （证据分级：Ⅲ MINORS 条目评分：19 分）

[14] 何锦勇，叶勇光，利云峰. "8"字绷带包扎固定法联合锁骨固定带治疗青少年锁骨骨折临床观察 [J]. 中国中医骨伤科杂志，2011，19 (8): 63 – 64. （证据分级：Ⅲ MINORS 条目评分：17 分）

[15] 利云峰，霍力为，贺华勇，等. 外展架配合"8"字绷带及小夹板外固定治疗锁骨骨折的临床观察 [J]. 湖南中医药大学学报，2013，33 (2): 54 – 55. （证据分级：Ⅲ MINORS 条目评分：14 分）

［16］谷贵山，张进，王铁军，等．锁骨骨折手术与非手术治疗的 Meta 分析［J］．实用骨科杂志，2009，3（3）：161－165.（证据分级：Ⅰ AMSTAR 量表评分：5 分）

［17］杨帆．锁骨骨折手术与保守治疗的疗效对比：Meta 分析［D］．太原：山西医科大学，2014.（证据分级：Ⅰ AMSTAR 量表评分：6 分）

［18］刘金华．锁骨骨折手术治疗与非手术治疗的疗效 Meta 分析［J］．中国地方病防治杂志，2014，29（S2）：134－136.（证据分级：Ⅰ AMSTAR 量表评分：5 分）

［19］Jing X，Lei X，Wendong X，et al. Operative versus nonoperative treatment in the management of mid-shaft clavicular fractures：a meta－analysis of randomized controlled trials.［J］．Journal of Shoulder and Elbow Surgery，2014，23（2）：173－181.（证据分级：Ⅰ AMSTAR 量表评分：7 分）

［20］毕宏政，杨茂清，谭远超，等．钳持端提回旋手法复位经皮逆行穿针内固定治疗锁骨骨折的随机对照试验［J］．中国骨伤，2008，21（7）：490－493.（证据分级：Ⅰ Jadad 条目评分：3 分）

［21］梁军．手法复位经皮内固定治疗锁骨骨折 93 例［J］．西部中医药，2013，26（7）：88－89.（证据分级：Ⅲ MINORS 条目评分：16 分）

［22］魏志勇，李铭雄，吴天然．闭合复位经皮弹性髓内针内固定治疗锁骨中段骨折［J］．中医正骨，2013，25（10）：48－49.（证据分级：Ⅴ MINORS 条目评分：13 分）

［23］杨帆，王东，孙海钰，等．锁骨骨折植入物内固定与保守治疗效果比较的 Meta 分析［J］．中国组织工程研究，2014，18（22）：3567－3573.（证据分级：Ⅰ AMSTAR 量表评分：8 分）

［24］Melean PA，Zuniga A，Marsalli M，et al. Surgical treatment of displaced middle－third clavicular fractures：A prospective，randomized trial in a working compensation population［J］．Journal of Shoulder and Elbow Surgery，2015，24（4）：587－592.（证据分级：Ⅱ Jadad 条目评分：6 分）

［25］Andrade－Silva FB，Kojima KE，Joeris A，et al. Single，superiorly placed reconstruction plate compared with flexible intramedullary nailing for midshaft clavicular fractures：A prospective，randomized controlled trial［J］．Journal of Bone and Joint Surgery－American Volume，2015，97（8）：620－626.（证据分级：Ⅰ AMSTAR 量表评分：6 分）

［26］Smekal V，Irenberger A，Struve P，et al. Elastic stable intramedullary nailing versus nonoperative treatment of displaced midshaft clavicular fractures－a randomized，controlled，clinical trial［J］．Journal of orthopaedic trauma，2009，23（2）：106－112.（证据分级：Ⅱ Jadad 条目评分：6 分）

［27］Lee YS，Huang HL，Lo TY，et al. Surgical treatment of midclavicular fractures：A prospective comparison of Knowles pinning and plate fixation［J］．International Orthopaedics，2008，32（4）：541－545.（证据分级：Ⅲ MINORS 条目评分：20 分）

［28］Hill CE. Is intramedullary nailing more effective than nonoperative treatment in adults with displaced middle－third clavicle fractures？［J］．Journal of Orthopaedics and Traumatology，2014，15（3）：155－164.（证据分级：Ⅰ AMSTAR 量表评分：5 分）

［29］Xu CP，Li X，Cui Z，et al. Should displaced midshaft clavicular fractures be treated surgically？A meta－analysis based on current evidence.［J］．European Journal of Orthopaedic Surgery and Traumatology，2013，23（6）：621－629.（证据分级：Ⅰ AMSTAR 量表评分：5 分）

[30] Van Der Meijden OA, Marijn HR, Hulsmans M, et al. Operative treatment of dislocated midshaft clavicular fractures: Plate or intramedullary nail fixation? A randomized controlled trial [J]. Journal of Bone and Joint Surgery – American Volume, 2015, 97 (8): 613 –619. （证据分级：Ⅰ Jadad 条目评分: 5 分）

[31] Houwert RM, Frans – Jasper W, Bisschop CS, et al. Plate fixation versus intramedullary fixation for displaced midshaft clavicle fractures: a systematic review [J]. International Orthopaedics, 2012, 36 (3): 579 –585. （证据分级：Ⅰ AMSTAR 量表评分: 6 分）

[32] Ch R, M K, B V, et al. Operative versus nonoperative treatment of displaced midshaft clavicle fractures: a systematic review [J]. European Journal of Orthopaedic Surgery and Traumatology, 2014, 24 (7): 1047 –1053. （证据分级：Ⅰ AMSTAR 量表评分: 6 分）

[33] 赵宏大, 王军侠, 强志顺. 锁定加压接骨板加植骨治疗锁骨骨折骨不连临床分析 [J]. 现代诊断与治疗, 2014, 25 (4): 872 –873. （证据分级：Ⅲ MINORS 条目评分: 18 分）

[34] 刘亚飞, 王伟, Regmi Anod Mani, 等. 锁骨骨折合并臂丛损伤的早期显微外科治疗 [J]. 中国修复重建外科杂志, 2014, 28 (11): 1338 –1341. （证据分级：Ⅴ MINORS 条目评分: 11 分）

[35] 王凤, 江和训, 李健, 等. 闭合复位逆行穿针内固定治疗锁骨骨折术后并发臂丛神经损伤的原因分析及预防策略 [J]. 中医正骨, 2013, 25 (10): 50 –51. （证据分级：Ⅴ MINORS 条目评分: 13 分）

[36] 孙可. 中药联合绷带外固定治疗锁骨骨折疗效观察 [J]. 新中医, 2014, 46 (8): 96 –98. （证据分级：Ⅲ MINORS 条目评分: 17 分）

[37] 钟超雄, 罗家良, 杨辉. 中西医结合治疗锁骨中段移位骨折 [J]. 中医临床研究, 2013, 5 (23): 62 –63. （证据分级：Ⅲ MINORS 条目评分: 19 分）

[38] 朱玲玲. 切开复位内固定联合桃红四物汤加味治疗锁骨骨折的临床分析 [J]. 医药前沿, 2014 (31): 86 –87. （证据分级：Ⅲ MINORS 条目评分: 17 分）

[39] 冯激波. 中西医结合治疗急性锁骨远端骨折 90 例临床观察 [J]. 中国中医急症, 2014, 23 (5): 968 –969. （证据分级：Ⅲ MINORS 条目评分: 20 分）

[40] 向保华. 云南白药在促进骨折愈合中的效果分析 [J]. 中国现代药物应用, 2015, 9 (3): 221 –222. （证据分级：Ⅰ Jadad 条目评分: 4 分）

[41] 云南白药胶囊促进13 种骨折愈合有效性和安全性的总结报告 （云南白药集团内部研究资料）. （证据分级：Ⅰ Jadad 条目评分: 5 分）

[42] 张强. 云南白药胶囊促进骨折愈合的临床研究 [J]. 中国医药指南, 2013, 11 (36): 214. （证据分级：Ⅱ Jadad 条目评分: 4 分）

[43] 吴征, 曹干生, 李曙波. 云南白药胶囊在骨伤科中的应用 [J]. 湖北中医杂志, 2005, 27 (10): 47. （证据分级：Ⅰ Jadad 条目评分: 3 分）

[44] 沈继先. 云南白药促进骨折愈合的有效性和安全性分析 [J]. 亚太传统医药, 2013, 9 (12): 198 –199. （证据分级：Ⅱ Jadad 条目评分: 4 分）

[45] 李建波. 术前云南白药对外固定的内固定支架治疗不稳定性骨盆骨折的应用 [J]. 海峡药学, 2011, 23 (10): 178 –179. （证据分级：Ⅱ Jadad 条目评分: 4 分）

［46］周波．云南白药胶囊在骨科围手术期使用的疗效观察［J］．中医杂志，2007，48（8）：732．（证据分级：Ⅱ Jadad 条目评分：4 分）

［47］顾峥荣．云南白药对促进骨折愈合有效性和安全性的临床试验研究［D］．成都：成都中医药大学，2011．（证据分级：Ⅱ Jadad 条目评分：3 分）

［48］简雪姣．功能锻炼在锁骨骨折患者护理的应用及体会［J］．中外医学研究，2013，11（10）：72．（证据分级：Ⅲ MINORS 条目评分：17 分）

ICS 11.120
C 05

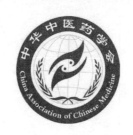

团 体 标 准

T/CACM 1283—2019

中医骨伤科临床诊疗指南
肱骨髁上骨折

Clinical guidelines for diagnosis and treatment of orthopedics
and traumatology in TCM
Supracondylar fracture of humerus

2019-01-30 发布   2020-01-01 实施

中华中医药学会 发布

前　　言

本指南按照 GB/T 1.1—2009 给出的规则起草。

本指南代替 ZYYXH/T 412—2012　肱骨髁上骨折，与 ZYYXH/T 412—2012　肱骨髁上骨折相比主要技术变化如下：

——增加前言、引言内容（见前言及引言部分）。

——增加"范围"部分指南的适用范围描述（见 1）。

——删除诊断方面"诊断要点"的描述（见 2012 年版本的 3.1）。

——修改病史部分内容，将"肘部直接或间接"删除（见 3.1、2012 年版本的 3.1.1）。

——增加对该疾病好发人群的描述"多发生于儿童"。（见 3.1）。

——增加对症状、体征部分的描述，进一步分为"临床表现"和"查体"两部分内容（见 3.1）。

——增加骨折分型方法，将其"按照受伤机制和暴力方向"和"按照骨折移位程度"分型（见 3.2.1 和 3.2.2、2012 年版本的 3.2）。

——增加"按照骨折移位程度"的 Gartland 分型方法（见 3.2.2）。

——修改"鉴别诊断"部分内容，进一步细化需与肱骨髁上骨折相鉴别的各类疾病之间的鉴别诊断内容（见 3.3）。

——增加辨证分型部分的参考依据描述及三期辨证的主次症状描述（见 4）。

——修改复位方法部分描述，对复位方法进行言简意赅的描述（见 5.2.1.1）。

——增加"外固定术"中"石膏外固定"，并对其进行简单描述（见 5.2.1.2）。

——修改夹板外固定方法的描述，对其语言进行精简，以期言简意赅（见 5.2.1.2）。

——增加"非手术治疗"方法，如"手法整复配合尺骨鹰嘴骨牵引术"（见 5.2.2、2012 年版本的 5.2）。

——增加"手法整复配合尺骨鹰嘴骨牵引术"适应证的相关描述，进一步细化并阐述"手法整复配合尺骨鹰嘴骨牵引术"的适应证内容（见 5.2.2.1）。

——增加"尺骨鹰嘴骨牵引术"具体方式，如"尺骨鹰嘴克氏针骨牵引"和"尺骨鹰嘴翼型钉牵引"，并对其各自适应证进行细化阐述（见 5.2.2.2 和 5.2.2.3）。

——删除手术方法中"截骨矫形术"和"肘关节融合术"。将手法治疗分为"闭合复位经皮穿针内固定术"和"切开复位内固定术"（见 5.3）。

——增加手术适应证的相关描述，进一步细化并阐述手术适应证内容（见 5.3.1.1 和 5.3.2.1）。

——删除中药内治早期中"攻下逐瘀法""清热凉血法"的相关内容（见 2012 年版本的 5.2.2.1.1.2、5.2.2.1.1.3）。

——删除中药内治中期中"和营止痛法"的相关内容（见 2012 年版本的 5.2.2.1.2.1）。

——删除中药内治后期中"补气养血法""补养脾胃法""舒筋活络法""温经通络法"的相关内容（见 2012 年版本的 5.2.2.1.3.1、5.2.2.1.3.3、5.2.2.1.3.4、5.2.2.1.3.5）。

——修改中药外治部分描述，保留治疗，删除具体药物（见 5.4.2、2012 年版本的 5.2.2.2）。

——删除中成药治疗部分的治疗推荐（见 2012 年版本的 5.2.2.3）。

——增加并发症的预防和处理，对肱骨髁上骨折常见并发症及预防处理进行简单描述（见6）。

——修改"功能锻炼"部分内容，分别对手术治疗及非手术治疗后的功能锻炼方法进行详细描述与推荐（见7、2012年版本的5.4））。

——增加辨证调护部分内容，根据肱骨髁上骨折三期特点，分别对各阶段调护重点进行描述（见8）。

——依据循证医学方法，在"外固定术""手法整复配合尺骨鹰嘴骨牵引术""手术治疗""药物治疗""功能锻炼"部分增加推荐级别（见5.2、5.3、5.4、7）。

本指南由中华中医药学会提出并归口。

本指南主要起草单位：四川省骨科医院。

本指南参与起草单位：广东省佛山市中医院、四川省眉山市中医院、福建省漳州市中医院、广东省中医院、湖南省正大邵阳骨伤科医院、广东省广州市中医院、广东省广州市中西医结合医院、福建省泉州市正骨医院、四川省中医院。

本指南主要起草人：周英、孙燕、何东、郭跃明、窦树林、庄志强、许树柴、王建嗣、张斌、焦峰、黄勇、陈伟、肖元、刘昕、彭玉兰、邓志强、叶家军、韦森。

本指南于2012年7月首次发布，2019年1月第一次修订。

引　言

  2014年，国家中医药管理局下达中医临床诊疗指南和治未病标准制修订项目，同时为落实好2014年中医药部门公共卫生服务补助资金中医药标准制修订项目工作任务，由四川省骨科医院承担《中医骨伤科临床诊疗指南·肱骨髁上骨折》（项目编号：SATCM—2015—BZ〔200〕）修订任务，为肱骨髁上骨折中医药临床诊疗提供参考与规范，提高肱骨髁上骨折的中医临床诊疗水平，促进中医药的进步与发展。

  肱骨髁上骨折，特指发生在肱骨干和肱骨髁之间交界处的骨折，在儿童骨折中较常见，在儿童肘部骨折中占比达55%～80%。该骨折在治疗上存在一定的难度，其常见并发症有肘内翻、缺血挛缩、神经血管损伤等。骨折后的功能恢复一般较好，但由于常常合并神经、血管损伤或后遗肘部畸形，故属于较严重的一种损伤，应予足够重视和诊治。其中并发尺偏型骨折的概率接近50%。该骨折创伤较重，且容易遗留并发症，对其及时合理有效治疗尤为重要。然而关于本病的治疗，目前国内发布的诊疗指南有《中华医学会临床诊疗指南》和《中医骨伤科常见病诊疗指南》，内容多为专家共识，且指南制订的方法学质量不高，循证医学证据支持不足。基于循证医学的肱骨髁上骨折中医临床实践指南的研制具有极其重要的意义，有助于循证医学的原则在临床医疗实践中得到贯彻和实施，规范中医药临床诊疗技术，促进医疗服务质量，帮助临床医生和患者选择最佳的治疗方案和决策，取得更好的疗效。区别于西医学，在肱骨髁上骨折的中医临床实践指南制订中体现了辨证论治的特色和优势，建立既符合循证医学方法学要求、又体现中医药诊疗核心内容的方法学框架至关重要。本指南内容主要是基于循证医学原则及中医文献依据分级标准，结合专家共识、专家论证、同行征求意见、临床评价，对《中医骨伤科常见病诊疗指南·肱骨髁上骨折》进行系统修订。

  本指南从范围、术语和定义、诊断、骨折分期及辨证、治疗、并发症的预防及处理、功能锻炼、预防和调护等方面对肱骨髁上骨折的诊疗流程进行了规范，旨在为骨科、中医科、康复科等相关临床医生提供诊疗指导和参考。治疗部分分为手术治疗、非手术治疗及药物治疗三大部分，并分别阐述了各种治疗方法的适应证及推荐级别。手术治疗部分主要包括闭合复位经皮穿针内固定术、切开复位内固定术等；非手术治疗部分主要以手法复位配合外固定疗法及手法整复配合尺骨鹰嘴骨牵引术为主；药物治疗部分则分别从中药三期辨证内治、中药外治等方面展开论述。本指南内容主要是基于循证医学原则及中医文献依据分级标准制订，具有较好的临床适用性、安全性及有效性。

中医骨伤科临床诊疗指南 肱骨髁上骨折

1 范围

本指南提出肱骨髁上骨折的诊断、辨证、治疗和康复治疗。

本指南适用于肱骨髁上骨折的诊断和治疗。

本指南适合中医骨伤科、中西医结合骨科、中医科、康复科等相关临床医师使用。

2 术语和定义

下列术语和定义适用于本指南。

肱骨髁上骨折 Supracondylar fracture of humerus

凡发生于肱骨内外髁上 2cm 范围内的骨折，称为肱骨髁上骨折。

3 诊断

3.1 疾病诊断[1,2]

a）病史：有明确外伤史。

b）多发生于儿童。

c）临床表现：肘部肿胀、疼痛、畸形，甚至有张力性水疱。

d）查体：肱骨髁上部可触及环形压痛，有移位骨折时可触及异常活动与骨擦感，患肘活动受限或主动活动功能丧失，肘后三角关系正常。

e）影像学检查：X 线摄片可明确骨折情况和类型，必要时行肘关节 CT 或 MRI 检查。

3.2 疾病分型

3.2.1 按照受伤机制和暴力方向分[1]型

3.2.1.1 裂纹型

骨折端无明显移位，仅从 X 线片上可看到一条裂纹。

3.2.1.2 伸直型骨折

患肘呈靴状畸形，骨折线从前下方斜向后上方，远折端向后方移位，断端向前方成角。根据骨折远端侧向移位的方向，可分为尺偏型和桡偏型骨折。

a）尺偏型：骨折远端除有向后上方移位外，还有向尺侧移位。此型容易发生肘内翻畸形。

b）桡偏型：骨折远端除有向后上方移位外，还有向桡侧移位。

3.2.1.3 屈曲型骨折

较少见，骨折远端向前上方移位，骨折线从后下方斜向前上方。

3.2.2 按照骨折移位程度分型

Gartland 分型分为 3 型。

3.2.2.1 Ⅰ型

骨折无移位。

3.2.2.2 Ⅱ型

骨折远端有后倾，或同时有横向移位，但后侧骨皮质仍完整。

3.2.2.3 Ⅲ型

骨折断端完全移位，骨皮质无连接。

3.3 鉴别诊断

a）肱骨髁间骨折：儿童较少见，通过 X 线片易诊断，其骨折线波及关节面，由于骨块分离，关节面破坏，预后较差，属关节内骨折，必要时可做 CT 扫描以明确关节面的受损程度。

b）肱骨远端全骨骺分离：其骨折线位置低，在骺线水平。远折端骨折块包括肱骨小头骨骺、滑车和内、外上髁4个骨骺一起与肱骨干分离，向后、向内移位，而肱骨小头骨化中心与桡骨近端始终保持对应关系。

c）肘关节后脱位：儿童肘关节脱位较少见，幼儿肘部骨突标志不容易摸清楚，临床难以依靠肘后三角关系进行诊断，可参考发病年龄和移位方向来判断。肘关节脱位很少发生于学龄前儿童，偶发于学龄后儿童，如3岁以下的幼儿发生肘部伤痛、功能丧失，虽未见明显骨折线，仍要首先考虑肱骨髁上骨折或肱骨远端全髁分离；另外，肘关节脱位常见外后侧脱位，而肱骨髁上骨折折端往往向内移位。

d）肱骨外髁骨折：本病由于前臂伸肌总腱的牵拉，骨折块多有旋转和翻转移位，肱桡关系发生改变，而肱尺关系正常，其压痛和肿胀也多以局限于肘关节外侧较明显；而肱骨髁上骨折中，外髁骨骺无旋转移位，且尺桡骨往往随同外髁骨骺一同移位，肘横纹上方环形压痛、肿胀较明显。

4 骨折分期及辨证

参考《中医病证诊断疗效标准》[1]《中医骨伤科常见病诊疗指南》[4]，将肱骨髁上骨折分期总结如下，具体分期时间可根据儿童不同年龄段，具体情况具体划分用药。

肱骨髁上骨折的辨证论治规律以三期辨证为主，可辨为气滞血瘀证、瘀血内阻证、气血亏虚证、肝肾亏虚证等证型。

4.1 早期

伤后1~2周，损伤早期因外力而致血肉筋骨受伤，伤后骨断则骨位不正，筋伤则筋不束骨，血肉受伤则血瘀肿胀、气不流通，故出现局部畸形、肿胀、疼痛等。

主症：疼痛、肿胀、瘀斑等。

次症：口渴，尿赤，便秘，舌质红或有瘀斑，苔黄，脉浮数或脉浮紧。

4.2 中期

伤后2~3周，虽损伤症状改善，肿胀瘀阻渐趋消退，疼痛逐步减轻，但瘀阻去而未尽，疼痛减而未止。

主症：骨折未连或骨连未坚、痛减、肿消未尽等。

次症：舌质暗红，苔薄黄，脉弦。

4.3 后期

受伤3周以后，瘀肿已消，但筋骨尚未坚强，功能尚未完全恢复。

主症：骨折未连或骨连未坚。

次症：神疲乏力，或少气懒言，舌淡，苔薄，脉细。

5 治疗

5.1 治疗原则

肱骨髁上骨折的治疗分为非手术治疗和手术治疗两种，两种治疗方式各有适应证。非手术治疗方式有骨牵引、闭合复位外固定等，手术治疗有闭合穿针内固定、切开复位内固定等。临床上应根据患者具体的情况选择非手术治疗或手术治疗。

5.2 非手术治疗[5,6]

5.2.1 手法复位术

5.2.1.1 适应证

a）2岁以下低龄幼儿及不能行尺骨鹰嘴牵引、手术的患儿。

b）原始移位较小的桡偏型骨折。

c）可整复并且稳定的Gartland Ⅱ型骨折。

d）无移位型骨折则可直接采取外固定。

5.2.1.2 手法复位操作步骤

操作（以伸直尺偏型为例）：两助手分别握持伤肢上臂上段及前臂行中立位拔伸牵引，术者双手拇指推远折端内侧向外，余四指拉近折端向内，远端助手顺势外翻位牵引，从而矫正尺移、尺偏。纠正侧方移位之后，术者随即将双手拇指移至内外髁后侧，推远折端向前，余四指抱骨干，拉近折端向后。术者用推拉法的同时，远端助手屈曲患儿肘关节，以纠正后移及恢复前倾角。

屈曲尺偏型骨折复位方法，除矫正前后移位与伸直型的手法着力点、方向相反外，其余手法同伸直型。

5.2.1.3 外固定术

a）夹板外固定（推荐级别：C)[7,8,9]

复位后，伤肢上臂以薄棉垫包裹，在适当的位置放置压垫，4块塑形肱骨髁上夹板分别于前、后、内、外均匀放置后以3根束带捆扎，再以托板固定伤肢于屈肘90°位。

b）石膏外固定（推荐级别：B)[10,11]

复位后伤肢呈屈肘位，整个伤肢以薄棉垫包裹，在适当的位置放置压垫，伸直型骨折以石膏托固定伤肢于屈肘90°~110°位；屈曲型骨折应固定肘关节于40°~60°位置2周，以后逐渐将肘关节屈曲至90°位置。

以石膏托固定伤肢于屈肘90°位。

5.2.1.4 禁忌证

a）伴有严重软组织开放性损伤者。

b）手法区域皮肤有化脓性感染者。

c）合并严重神经血管损伤或筋膜间室综合征者。

d）伴有血友病或其他严重内科疾病者。

5.2.2 手法整复配合尺骨鹰嘴骨牵引术

（推荐级别 B)[12,13]

5.2.2.1 适应证

a）粉碎性骨折。

b）原始移位较大、不稳定的尺偏型骨折。

c）肿胀剧烈。

d）T型钉尺骨鹰嘴牵引尤其适用于3岁以下幼儿，骨折移位较大、单纯手法复位效果不良者，以及桡偏型骨折。

5.2.2.2 尺骨鹰嘴克氏针骨牵引

适用于3岁以上肱骨髁上骨折患儿。

5.2.2.3 尺骨鹰嘴翼型钉牵引[14]

适用于1~3岁肱骨髁上骨折患儿。

5.2.2.4 禁忌证

a）伴有严重软组织开放性损伤者。

b）牵引区域或者手法整复区域皮肤有化脓性感染者。

c）合并严重神经血管损伤或筋膜间室综合征者。

d）伴有血友病或其他严重内科疾病者。

5.3 手术治疗

（推荐级别 A)[15,16,17]

5.3.1 闭合复位经皮穿针内固定术

5.3.1.1 适应证

a）可整复但不稳定的 Gartland Ⅱ、Ⅲ型骨折无神经血管损伤者；

b）合并同侧肱骨干或前臂骨折者。

5.3.1.2 手术方法

患儿仰卧位，麻醉生效后，常规消毒铺巾，先行手法复位，C 型臂透视肘关节正、侧、斜位证实骨位良好后进行穿针内固定，再次透视证实骨位良好，针尾折弯后剪短，留于皮外，无菌敷料包扎后以托板或石膏托固定，骨折稳定后拔除钢针。

5.3.1.3 禁忌证

a）活动性感染或骨髓炎。

b）全身情况不能耐受麻醉者。

c）无移位骨折或稳定 Gartland Ⅱ型骨折。

d）伴有血友病及其他严重内科疾病者。

5.3.2 切开复位内固定术

5.3.2.1 适应证

a）开放性骨折。

b）新鲜骨折，合并有血管、神经损伤，必要时行手术探查者。

c）不可复位或整复不理想的 Gartland Ⅲ型骨折。

d）成人肱骨髁上骨折。

5.3.2.2 手术方法

患儿仰卧位，麻醉后，常规消毒铺巾，据骨折情况选择合适手术切口，骨折复位后，C 型臂透视肘关节正、侧、斜位证实骨位良好后进行穿针内固定或者钢板内固定，再次透视证实骨位良好，止血、冲洗、缝合切口。

5.3.2.3 禁忌证

a）活动性感染或骨髓炎。

b）无移位骨折及可复位的 Gartland Ⅱ型骨折。

c）由于瘢痕、烧伤、活动性感染或皮炎导致切口部位皮肤条件不理想者。

d）全身情况不能耐受麻醉者。

e）伴有血友病及其他严重内科疾病者。

5.4 药物治疗

5.4.1 中药内治

（推荐级别：D）[18,19]

5.4.1.1 早期

治法：活血化瘀，消肿止痛。

组成：桃红四物汤（《医垒元戎》）加减。

5.4.1.2 中期

治法：和营止痛，接骨续筋。

组成：续骨活血汤（《中医伤科学讲义》）加减。

5.4.1.3 后期

治法：补益肝肾，壮筋强骨。

组成：壮筋养血汤（《伤科补要》）加减。

5.4.2 中药外治

（推荐级别 D）[20,21,22]

早期：活血化瘀、消肿止痛药物；中期：舒筋活血、接骨续筋药物；后期：舒筋活络、通利关节药物。

6 并发症的预防和处理

6.1 神经损伤

正中神经和桡神经损伤较多见。如神经被骨折端顶起或嵌入骨折端间，应尽早复位，解除嵌顿与压迫。复位过程中可能造成牵拉性神经损伤，应避免过度牵拉。

6.2 血管损伤

骨折端刺破血管的情况比较少见，多因血管受刺激而痉挛或受到机械性压迫，造成肢体远端血供障碍。应早期复位，避免过度屈肘，注意检查患肢桡动脉搏动情况及肢体远端血供情况。

6.3 骨化性肌炎

比较少见的并发症。若出现骨化性肌炎，应注意制动休息，进行适当的自主活动，严禁强力按摩和被动伸屈锻炼。

6.4 缺血性肌挛缩

软组织严重损伤、外固定过紧、肘关节过度屈曲位固定或肱动、静脉损伤，以及多次手法复位，均可导致筋膜间室综合征的发生，若处理不当可继发缺血性肌挛缩。当伤肢疼痛进行性加重，出现被动牵拉痛，应立即采取措施，必要时切开减压。

6.5 肘内翻

尺偏型肱骨髁上骨折多后遗肘内翻，而桡偏型很少后遗肘内翻。在处理肱骨髁上骨折时，骨折远端向后向尺侧移位者应矫枉过正、宁桡勿尺，甚至可以人为地造成桡侧骨质嵌插、尺侧稍分离。一旦发生，尽早手术截骨矫正。

7 功能锻炼

a）非手术患者功能锻炼：早中期以腕、手指关节主动活动为主，去除固定后应加强肘关节的自主功能锻炼。（推荐级别：C）[23,24]

b）手术患者在稳定内固定的基础上，鼓励术后早期开始患肢功能锻炼，以肘关节为主，肩、腕关节为辅；屈肘为主，伸肘为辅，兼顾旋前、旋后功能；主动活动为主，4 周后可酌情部分负重活动。（推荐级别：C）[25]

8 预防和调护

8.1 早期

注意观察患肢手指的血液循环、疼痛、肿胀等情况。当患肢剧烈疼痛，被动屈伸手指出现牵拉痛时应高度重视，预防 Volk man 缺血挛缩等严重并症的发生。

8.2 中期

定期门诊复查，根据 X 线片显示的骨折愈合情况，选择时机去除外固定。

8.3 后期

加强肘关节主动功能锻炼，促进功能康复；注意营养，多晒太阳，适当补充钙剂，逐渐达到日常生活自理。

参 考 文 献

[1] 国家中医药管理局. 中医病证诊断疗效标准 [S]. 南京: 南京大学出版社, 1994.

[2] 彭昊, 钟俊, 李皓恒. 骨科指南·诊断治疗技巧 [M]. 北京: 人民军医出版社, 2012.

[3] Gartland JJ. Management of supraeondylar fractures of the humerus in children [J]. Surg Gyneeol Obstet, 1959, 109 (2): 145-154.

[4] 中华中医药学会. 中医骨伤科常见病诊疗指南 [M]. 北京: 人民卫生出版社, 2012.

[5] 曾昭洋, 李其庆, 李坤, 等. 临床创伤骨科学 [M]. 广州: 世界图书出版公司, 2013.

[6] 杨扬震, 林允雄. 太安大典系列·骨与关节创伤 [M]. 上海: 上海科学技术出版社, 2013.

[7] 罗贤红. 手法复位后塑形竹夹板外固定治疗小儿伸直型肱骨髁上骨折的临床研究 [J]. 中国中医骨伤科杂志, 2008, 16 (5): 61-62. (证据分级: Ⅱ MINORS 条目评分: 14 分)

[8] 潘志雄, 朱永展, 张兆华, 等. 肱骨髁上骨折手法复位穿针和夹板固定的疗效比较 [J]. 中国骨伤, 2006, 19 (12): 719-721. (证据分级: Ⅱ MINORS 条目评分: 20 分)

[9] 刘海亮, 叶颂霖, 罗顺宁, 等. 中医闭合复位小夹板固定治疗儿童肱骨髁上骨折 192 例疗效分析 [J]. 中医临床研究, 2011, 3 (12): 75-76 (证据分级: Ⅱ MINORS 条目评分: 17 分)

[10] 郝建斌. 手法复位石膏外固定治疗小儿肱骨髁上骨折 120 例疗效分析 [J]. 吉林医学, 32 (27): 5660-5661.

[11] 郑爱琼. 中医手法整复配合石膏外固定治疗肱骨髁上骨折 45 例 [J]. 河南中医, 34 (8): 1541-1542.

[12] 乐劲涛, 李小红, 沈海, 等. 三维旋转手法复位治疗 Gartland Ⅲ型儿童肱骨髁上尺偏型骨折的临床疗效观察 [J]. 四川中医, 2013, 31 (9): 96-99. (证据分级: Ⅱ Jadad 条目评分: 4 分)

[13] 付桂兵, 吴德超, 唐盛平. 尺骨鹰嘴牵引治疗儿童 Gartland Ⅲ型肱骨髁上骨折 239 例 [J]. 中华临床医师杂志, 2011, 5 (4): 1191-1192. (证据分级: Ⅱ MINORS 条目评分: 18 分)

[14] 周英, 乐劲涛, 刘志刚, 等. T 型钉骨牵引治疗四岁以下儿童移位型肱骨髁上骨折 [J]. 四川医学, 2012, 33 (11): 1879-1880. (证据分级: Ⅱ MINORS 条目评分: 16 分)

[15] Sahu RL. Percutaneous K-wire fixation in paediatric Supracondylar fractures of humerus: A retrospective study [J]. Niger Med J, 2013, 54 (5): 329-334. (证据分级: Ⅱ MINORS 条目评分: 16 分)

[16] 欧阳汉斌, 余斌, 熊军, 等. 内外双侧入路与外侧入路进针治疗儿童肱骨髁上骨折的 Meta 分析 [J]. 中华创伤杂志, 2011, 27 (11): 979-985. (证据分级: Ⅰ AMSTAR 量表评分: 9 分)

[17] Łukasz Matuszewski. Evaluation and management of pulseless pink/pale hand syndrome coexisting with supracondylar fractures of the humerus in children [J]. European Journal of Orthopaedic Surgery & Traumatology, 2014, 24 (8): 1401-1406 (证据分级: Ⅱ MINORS 条目评分: 20 分)

[18] 邓晋丰, 刘广玲, 刘金文. 骨伤科专病中医临床诊治 [M]. 北京: 人民出版社, 2005.

[19] 何振辉, 樊粤光. 中医骨伤科治法锦囊 [M]. 广州: 广东科学技术出版社, 2005.

[20] 杨建全. 中西医结合治疗肱骨髁上骨折 58 例 [J]. 中国中医药远程教育, 2008, 6 (10):

1214.（证据分级：Ⅲ MINORS 条目评分：15 分）

[21] 周英．中药熏洗和按摩在肱骨髁上骨折后功能恢复中的运用 [J]．四川中医，2004，22（1）：54 - 55.（证据分级：Ⅲ MINORS 条目评分：17 分）

[22] 余焕豪，崔晓忠，吴耀武．手法整复中药辨证治疗儿童肱骨髁上骨折 [J]．中医正骨，2004，16（6）：37.（证据分级：Ⅲ MINORS 条目评分：14 分）

[23] 吴文英，钱定金，许蓉，等．游戏式功能锻炼在儿童肱骨髁上骨折康复锻炼中的应用 [J]．中国康复，2014，29（2）：113 - 114.（证据分级：Ⅱ MINORS 条目评分：21 分）

[24] 朱超，沈海琦．预防小儿肱骨髁上骨折后肘内翻的康复锻炼 [J]．中国矫形外科杂志，2007，15（14）：1104 - 1106.（证据分级：Ⅱ MINORS 条目评分：18 分）

[25] 周方，郭琰．成人肱骨髁间髁上骨折患者术后肘关节功能恢复的影响因素 [J]．中华创伤骨科杂志，2006，8（1）：13 - 15.（证据分级：Ⅱ MINORS 条目评分：19 分）

ICS 11.120
C 05

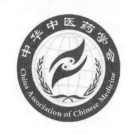

团 体 标 准

T/CACM 1290—2019

中医骨伤科临床诊疗指南
肱骨干骨折

Clinical guidelines for diagnosis and treatment of orthopedics
and traumatology in TCM
Humeral shaft fractures

2019-01-30 发布

2020-01-01 实施

中华中医药学会 发布

前　言

本指南按照 GB/T 1.1—2009 给出的规则起草。

本指南代替了 ZYYXH/T 380—2012　肱骨干骨折，与 ZYYXH/T 380—2012　肱骨干骨折相比主要技术变化如下：

——增加前言、引言内容（见前言及引言部分）。

——增加"范围"部分指南的适用范围描述（见1）。

——删除诊断方面"诊断要点"的描述（见2012年版本的3.1）。

——增加对"症状、体征"部分的描述，增加桡神经损伤的症状、体征描述（见3.2，见2012年版本的3.1.2）。

——增加"影像检查"部分内容，"应注意拍包括患肢肩肘关节在内的肱骨全长X线片，以免漏诊合并的肩肘关节骨折，并利于对骨折移位方向和程度的判断"（见3.3，见2012年版本的3.1.3）。

——增加骨折分类部分内容，增加骨折移位机制的描述（见3.4，见2012年版本的3.2），增加特殊类型（见3.4.4）。

——增加"鉴别诊断"部分内容，增加与病理性骨折的鉴别诊断（见3.5，见2012年版本的3.3）。

——增加辨证分型部分的参考依据描述及三期辨证的主次症状描述（见4）。

——修改三期辨证治疗中期的时间界限，将"伤后2~3周"修改为"伤后3~4周"（见4.2，见2012年版本的4.2）。

——修改三期辨证治疗后期的时间界限，将"受伤3周后"修改为"受伤4周后"（见4.3，见2012年版本的4.3）。

——增加"治疗原则"部分描述，详细阐述婴幼儿、儿童及成人肱骨干骨折的治疗原则（见5.1，见2012年版本的5.1）。

——增加手法复位方法部分描述，更详细地阐述手法复位及外固定方法（见5.2.1，见2012年版本的5.2.1）。

——增加"悬垂石膏外固定"方法（见5.2.1.2.2）。

——增加"功能支架外固定"方法（见5.2.1.2.3）。

——删除牵引加小夹板固定的内容（见2012年版本的5.2.1.2.2）。

——增加手术适应证的相关描述，进一步细化并阐述手术适应证内容（见5.3.1，见2012年版本的6.3.1）。

——修改手术方法部分描述，更详细和简明地阐述手术方法（见5.3.2，见2012年版本的5.3.2）。

——删除中药内治中"清热凉血法"（见2012年版本的5.2.2.1.1.3）。

——删除中成药治疗部分"沈阳红药胶囊（片）"的治疗推荐（见2012年版本的5.2.2.3）。

——修改"功能锻炼"部分内容，分别对手术治疗及非手术治疗后的功能锻炼方法进行详细描述与推荐（见6，见2012年版本的5.4）。

——增加"预防和调护"（见7）。

——依据循证医学方法，在"非手术治疗""手术治疗""药物治疗"和"功能锻炼"部分增加推荐级别（见5.2、5.3、5.4）。

本指南由中华中医药学会提出并归口。

本指南主要起草单位：四川省骨科医院。

本指南参与起草单位：广东省中医院、成都中医药大学附属医院、西南医科大学附属中医医院、湘潭市中医院、福建省漳州市中医院、湖南省正大邵阳骨伤科医院、广州市中医医院、广州市中西医结合医院、成都骨科医院。

本指南主要起草人：向明、许树柴、胡晓川、杨国勇、樊效鸿、黄勇、张斌、焦锋、扶世杰、姜升平、孙燕、林石明、梅伟。

本指南于2012年7月首次发布，2019年1月第一次修订。

引　言

　　2014 年，国家中医药管理局下达中医临床诊疗指南和治未病标准制修订项目，同时为落实好 2014 年中医药部门公共卫生服务补助资金中医药标准制修订项目工作任务，由四川省骨科医院承担《中医骨伤科临床诊疗指南·肱骨干骨折》（项目编号：SATCM—2015—BZ〔208〕）修订任务，为肱骨干骨折中医药临床诊疗提供参考与规范，提高肱骨干骨折的中医临床诊疗水平，促进中医药的进步与发展。

　　肱骨干骨折是临床常见、多发的骨伤科疾病之一，临床表现为骨折处疼痛、畸形、肿胀、功能障碍。然而关于本病的治疗，目前国内发布的诊疗指南有《中华医学会临床诊疗指南》和《中医骨伤科常见病诊疗指南》，内容多为专家共识，且指南制订的方法学质量不高，循证医学证据支持不足。基于循证医学的肱骨干骨折中医临床实践指南的制订具有极其重要的意义，有助于循证医学的原则在临床医疗实践中得到贯彻和实施，规范中医药临床诊疗技术，提高医疗服务质量，帮助临床医生和患者选择最佳的治疗方案和决策，取得更好的疗效。区别于西医学，在肱骨干骨折的中医临床实践指南制订中体现了辨证论治的特色和优势，建立既符合循证医学方法学要求、又体现中医药诊疗核心内容的方法学框架至关重要。本指南内容主要是基于循证医学原则及中医文献依据分级标准，结合专家共识、专家论证、同行征求意见、临床评价对《中医骨伤科常见病诊疗指南·肱骨干骨折》进行系统修订。

　　本指南从范围、术语和定义、诊断、辨证、治疗、功能锻炼、预防和调护等方面对肱骨干骨折的诊疗流程进行了规范，旨在为骨科、中医科、康复科等相关临床医生提供诊疗指导和参考。治疗部分分为非手术治疗、手术治疗及药物治疗三大部分，并分别阐述了各种治疗方法的适应证及推荐级别。非手术治疗部分主要以手法复位外固定疗法为主；手术治疗部分主要包括切开复位钢板螺钉内固定术、带锁髓内钉内固定术、植骨内固定术、桡神经损伤探查术、血管损伤探查术、弹性髓内针固定术、外固定支架固定术等；药物治疗部分则分别从中药三期辨证内治、中药外治及中成药三个方面展开论述。本指南内容主要是基于循证医学原则及中医文献依据分级标准制订，具有较好的临床适用性、安全性及有效性。

中医骨伤科临床诊疗指南　肱骨干骨折

1　范围

本指南提出肱骨干骨折的诊断、辨证、治疗和功能锻炼。

本指南适用于各年龄阶段肱骨干骨折的诊断和治疗。

本指南推荐中医骨伤科、中西医结合骨科、中医科、康复科等相关临床医师使用，帮助制订临床决策，有利于规范肱骨干骨折的诊疗，降低医疗风险及成本。

2　术语和定义

下列术语和定义适用于本指南。

肱骨干骨折 Humeral shaft fractures

肱骨干骨折是指发生于肱骨外科颈以下 1~2cm 至肱骨内外髁上 2cm 之间的骨折。中下 1/3 肱骨干骨折易合并桡神经损伤。

3　诊断[1]

3.1　病史

有明确的外伤史。

3.2　症状、体征

患肢上臂疼痛、肿胀、压痛明显，有移位的骨折可触及反常活动、骨擦感，伴成角、短缩等畸形，患肢活动受限，若合并有桡神经损伤时可有垂腕、各手指掌指关节不能背伸、手背虎口区皮肤感觉减退或消失等症状及体征。在问诊查体时务必对患肢远端的感觉、运动及桡动脉搏动仔细检查，并与对侧对比观察。在手法整复前务必明确有无桡神经损伤。

3.3　影像检查

拍肱骨正侧位 X 线片可确定骨折的部位、类型及移位情况。应注意拍包括患肢肩肘关节在内的肱骨全长 X 线片，以免漏诊合并的肩肘关节骨折，并利于对骨折移位方向和程度的判断。

3.4　分类与分型

肱骨干骨折一般按骨折部位分为上 1/3 骨折、中 1/3 骨折和下 1/3 骨折。按 AO/OTA 分型可分为 A、B、C 三型。

3.4.1　上 1/3 骨折

多因直接暴力所致。患肢肿胀、压痛、功能受限，可有短缩畸形。X 线片检查：如骨折位于三角肌止点以上者，近侧骨折端因受到胸大肌、大圆肌和背阔肌的牵拉作用向内侧移位；远侧骨折端因三角肌的牵拉作用而向外上移位。

3.4.2　中 1/3 骨折

多因直接暴力所致。患肢肿胀、压痛、功能受限。X 线片检查：如骨折位于三角肌止点以下者，近侧骨折端因受三角肌和喙肱肌的牵拉作用而向外向前移位；远侧骨折端因受到肱二头肌和肱三头肌的牵拉作用而发生向上重叠移位。也可出现断端分离。肱骨中下 1/3 骨折易合并桡神经损伤。

3.4.3　下 1/3 骨折

多因间接暴力所致。患肢肿胀、压痛、功能受限。X 线片检查：骨折可出现成角、短缩及内旋畸形等，骨折线常呈斜行或螺旋形。

3.4.4　特殊类型

肱骨干合并肱骨近端骨折，多为高能量损伤时暴力从骨干部向上传导所致。

3.5 鉴别诊断

肱骨干骨折 X 线片检查易于明确诊断，但需注意与病理性骨折相鉴别，注意 X 线片显示有无骨质破坏，鉴别是否为原发性或转移性骨肿瘤、骨囊肿等所致的病理性骨折（有时可无明确外伤史）。

4 辨证

本辨证分型参考《中医病证诊断疗效标准》[2]，在《中医骨伤科常见病诊疗指南》[3]的基础上结合前期的文献整理进一步完善。

肱骨干骨折的辨证论治规律以三期辨证为主，气滞血瘀证、瘀血内阻证、气血亏虚证、肝肾亏虚证是基本证型，在此基础上可加用其他多种辨证方法，以反映本病的复杂情况。

4.1 早期

伤后 1～2 周，肌肉、筋脉受损，血离经脉，瘀积不散。

主症：骨折、疼痛、肿胀、瘀斑等。

次症：口渴，尿赤，便秘，舌质红或有瘀斑，苔黄，脉浮数或脉浮紧。

4.2 中期

伤后 3～4 周，虽损伤症状改善，肿胀瘀阻渐趋消退，疼痛逐步减轻，但瘀阻去而未尽，疼痛减而未止。

主症：骨折未连或骨连未坚，痛减，肿消未尽等。

次症：舌质暗红，苔薄黄，脉弦。

4.3 后期

受伤 4 周后，瘀肿已消，但筋骨尚未坚实，功能尚未完全恢复，气血亏损，体质虚弱。

主症：骨折未连或骨连未坚，可伴有头晕眼花、面色淡白或腰膝酸痛、肢体痿软等。

次症：神疲乏力，或少气懒言，舌淡，苔薄，脉细。

5 治疗

5.1 治疗原则[1]

肱骨干骨折的治疗方法很多，各有优缺点。临床上应根据患者的具体情况选择非手术治疗或是手术治疗。非手术治疗虽然难以达到解剖复位，但绝大部分骨折可达到功能复位（即向前成角小于 20°，内翻成角小于 30°，旋转畸形小于 40°，短缩小于 3cm）[4]。非手术治疗在经济上明显优于手术治疗。肱骨干骨折无移位或移位不明显者，用四块小夹板加压垫固定、前臂吊带悬吊 6～8 周，防止骨折移位即可。对有明显移位的骨折，应先进行手法整复，然后用小夹板加压垫固定、前臂吊带悬吊。对于难以达到功能复位标准、复位后难以固定的多段性骨折、严重的开放性骨折或骨折不愈合，以及合并完全性桡神经损伤、血管损伤者，应手术治疗。如果术前无桡神经损伤表现而术后立即出现者，应考虑为牵拉伤和粗暴操作所致；如果术后渐进性出现桡神经损伤表现，应考虑为骨痂或瘢痕粘连所致。若出现桡神经损伤，要鉴别清楚是术前损伤还是术中损伤，通过询问病史、发病时间和发病经过、临床表现则不难诊断[5-11]。

5.1.1 婴幼儿及儿童肱骨干骨折

新生儿及婴儿肱骨干骨折，因婴幼儿骨塑形能力较强，不宜采用手术治疗，应采用非手术治疗（如三角巾悬吊固定法）。儿童移位的肱骨干骨折，对于年龄较大的少年，需小夹板固定、前臂吊带悬吊 3～5 周。年龄较大的患儿若有手术指征者（开放性骨折，移位骨折断端有合并损伤神经、血管的危险），可考虑行手术治疗。

5.1.2 成人肱骨干骨折

成人的肱骨干骨折常由较大外力引起，骨与软组织损伤较重，而且骨愈合能力及塑形能力减弱，因此需重视骨折的复位与固定。在充分医患沟通的前提下，大多数肱骨干（螺旋形、横行、斜行、楔形及复杂骨折）可采用非手术方法治疗。对于反复手法复位失败，骨折端对位对线不良、骨折有分离移位或折端有软组织嵌入、合并神经血管损伤、陈旧骨折不愈合、影响功能的畸形愈合、多发骨折及开放性骨折等，则需手术治疗。

5.2 非手术治疗

（推荐级别：A）[12-17]

5.2.1 手法复位外固定[18-23]

5.2.1.1 复位方法

患者取端坐位或仰卧位，屈肘90°，前臂旋后，一助手用两手握住患侧的腋窝及肩部并向上提，另一助手用双手握住患肢的肘部和前臂，沿上臂纵轴向下做轻柔的对抗牵引，大多数患者并不需要用力牵引。牵引应慎重，力量不宜过大，以免过度牵引导致骨折断端分离，待重叠移位纠正后，根据不同部位骨折的移位情况进行整复。中下1/3骨折手法整复所导致的桡神经损伤常见，手法应轻柔，力量不可过大，并密切观察桡神经功能，避免出现医源性桡神经损伤。复位后拍摄肱骨正侧位X线片证实至少达到功能复位标准。

5.2.1.1.1 上1/3骨折

在维持牵引下，术者用两手的拇指抵住骨折远端的外侧，其余四指环抱骨折近端的内侧，将近端托起向外，使断端微向外成角，继而拇指自外向内推按远端，即可完成复位。

5.2.1.1.2 中1/3骨折

在维持牵引下，术者以两手拇指抵住骨折近端外侧推向内，其余四指环抱远端内侧拉向外，使两骨折断端内侧平齐，并微向外成角，然后两拇指再向内推，纠正成角，微微摇晃折端，使之平复归原。

5.2.1.1.3 下1/3骨折

多为螺旋形或斜形骨折，仅需少许力量牵引，纠正成角畸形，将断端两斜面挤压复位。对螺旋骨折，应分析是由于内旋暴力还是由于外旋暴力所造成的。复位时，可握住骨折远段，作与旋转暴力方向相反的较轻的旋转手法，以矫正旋转畸形。

5.2.1.2 外固定方法

5.2.1.2.1 小夹板外固定

前后内外四块夹板，其长度视骨折部位而定，上1/3骨折要超肩关节，下1/3骨折要超肘关节，中1/3骨折则不超过上、下关节，并应注意前夹板下端不能压迫肘窝。如果移位已完全纠正，可在骨折断端的前后方各放一长方形的大固定垫，将上下骨折两端包围。残留移位可用压垫继续纠正。若仍有轻度侧方移位，可利用固定垫两点加压；若仍有轻度成角，可利用固定垫三点加压，使其逐渐复位。使用固定垫时应注意厚度适中，防止皮肤出现压迫性坏死。捆扎带或绷带不能过紧，以免影响血液循环及出现张力性水疱。桡神经沟处不可放置压垫，以防桡神经受压而出现麻痹。固定后肘关节屈曲90°，前臂中立位，使用前臂吊带将患肢悬吊在胸前。固定时间，成人6~8周，根据骨折愈合情况，可延长至10~12周；儿童3~5周。中下1/3处骨折容易出现迟缓愈合和不愈合，固定时间应适当延长，经X线片复查见有足够骨痂生长才能解除固定。应定期做X线透视或拍摄照片，以及时发现在固定期间骨折端是否有分离移位。若发现断端分离，应加用弹性绷带上下缠绕肩、肘部，使断端受到纵向挤压而逐渐接近。

5.2.1.2.2 悬垂石膏外固定

依靠石膏的重量牵引达到骨折复位并维持对位。要求患者站立时保持上臂下垂于胸前，卧位时上臂置于半下垂位。但悬垂石膏可引起骨折端分离，致骨折延迟愈合或不愈合。肱骨的横断形骨折更易发生这种情况。肱骨中段短缩移位的斜行骨折及螺旋形骨折可适当考虑使用悬垂石膏。

5.2.1.2.3 功能支架外固定

功能支架是一种通过软组织的牵拉使骨折复位的装置。功能支架由前后壳组成，用可调节松紧的绑带固定，外侧达肩峰，内侧位于腋下，远端与肱骨内、外上髁相适应，可最大限度地维持肩、肘关节的运动。但功能支架不宜用于有广泛软组织损伤、骨缺损、骨折端对线不良及不配合的患者。急性期使用时应注意肢体的肿胀程度以及神经、血管的状况。应保持上臂悬垂于胸前,防止骨折端成角畸形。功能支架在 4 周内应每周随诊。支架至少应维持 8 周。

5.3 手术治疗

(推荐级别:A)[24,25]

5.3.1 适应证

多数肱骨干骨折采用非手术治疗有望得到满意的治疗效果。但在某些情况下,一些类型的骨折需采用手术治疗。以下为手术治疗的参考指征:

a)合并神经、血管损伤或多段骨折。

b)开放性肱骨干骨折或病理性骨折。

c)肱骨干横行骨折、肥胖者,以及肌力较差的老年患者。

d)肱骨干骨折合并同侧尺桡骨骨折,形成浮动肘。

e)肱骨干骨折端间夹有软组织,影响愈合,或有骨折端潜在顶破皮肤、损伤神经血管的危险,不宜闭合复位。

f)多发损伤或双侧肱骨干骨折,肢体需早期开始功能锻炼。

g)不愿忍受长期非手术制动或伴发损伤的治疗要求卧床休息。

h)患者并发神经系统或神经血管病变,如帕金森病等,外固定难以奏效,或不能长期忍受非手术制动。

i)骨不连,以及肱骨中下 1/3 骨折采用手法复位或应用夹板、石膏固定后出现桡神经麻痹。

j)非手术治疗不能达到满意的功能复位标准。

5.3.2 手术方法

建议遵循现代内固定原则和要求进行选择。

5.3.2.1 切开复位钢板螺钉内固定术(推荐级别:A)[24,26]

适用于各部位、各种类型闭合骨折,非手术治疗失败者,尤其适用于粉碎性骨折、不稳定性骨折。粉碎性骨折可选择使用闭合复位钢板螺钉固定术(MIPPO)。简单的 A、B 型骨折应采用加压钢板固定,复杂的 C 型骨折应采用桥接钢板固定。(推荐级别:E)[27]

5.3.2.2 带锁髓内钉内固定术(推荐级别:B)[28]

适用于肱骨干中 1/3 骨折,以及节段性骨折;应注意避免远端锁钉损伤桡神经。

5.3.2.3 植骨内固定术(推荐级别:A)[29]

适用于陈旧性骨折畸形愈合、严重骨缺损、骨不连。

5.3.2.4 桡神经损伤探查术(推荐级别:D)[30]

闭合性骨折合并完全性桡神经损伤、开放性骨折合并桡神经损伤、手法整复后出现的桡神经损伤,有证据表明桡神经被骨块卡住或嵌入骨折断端者,或桡神经损伤经非手术治疗 3 个月无恢复者,可作桡神经探查术。

5.3.2.5 血管损伤探查术(推荐级别:E)[31]

合并有血管损伤者应行血管探查术、骨折内固定术,并修复损伤的血管。

5.3.2.6 弹性髓内针固定术(推荐级别:D)[32,33]

适用于 3 ~ 15 岁的儿童患者,大龄肥胖儿童不适用,年龄限制根据儿童生长发育情况而定。

5.3.2.7 外固定支架固定术(推荐级别:D)[34]

适用于开放性肱骨干骨折,以及身体条件或皮肤条件不能接受内固定手术的患者。

5.4 药物治疗

5.4.1 中药内治(推荐级别:D)[35-37]

5.4.1.1 早期

骨折早期由于脉络损伤,血离经脉,凝聚成瘀,经络受阻,气血之道不得宣通,故肿痛。瘀血不去则新血不生，皮肉筋骨失去正常濡养，修复之机受到影响，治当祛瘀行气、活血化瘀、消肿止痛，多采用行气活血法治疗。

5.4.1.1.1 行气活血法

主方：桃仁四物汤（《医垒元戎》）加减。

组成：桃仁、川芎、当归、赤芍、生地黄、红花、牡丹皮、制香附、延胡索等。

（推荐级别：D）[38,39]

5.4.1.1.2 攻下逐瘀法

主方：桃核承气汤（《伤寒论》）加减。

组成：桃仁、桂枝、大黄、芒硝、甘草等。

（推荐级别：D）[12,40]

5.4.1.2 中期

伤损诸症经过早期治疗，肿胀消退，疼痛减轻，骨折已复位，筋络已理顺，筋骨开始续接，但瘀肿虽消而未尽，断骨虽连而未坚，其治则为接骨续筋，促进骨折愈合，当选用接骨续筋法。但此时瘀血尚未去尽，瘀血不去则新血不生，新血不生则骨不能接、筋不能续，故组方时选用接骨续筋药与活血祛瘀药相配伍，使其具有散瘀活血、接骨续筋的作用，方如续骨活血汤、新伤续断汤、接骨丹等。若骨折中期，因瘀血凝滞、筋肌粘连而导致关节粘连、僵硬，屈伸不利者，又应选用舒筋活络法，组方时选用活血祛瘀药与舒筋通络药相配伍而成，方如舒筋活血汤、活血舒筋汤等。骨折中期，治法虽偏于促续接、舒筋络，但活血祛瘀仍为治疗的一个重要方面。

5.4.1.2.1 和营止痛法

主方：和营止痛汤（《伤科补要》）加减。

组成：赤芍、当归、川芎、苏木、陈皮、乳香、桃仁、川续断、乌药、没药、木通、甘草等。

（推荐级别：D）[38]

5.4.1.2.2 接骨续筋法

主方：续骨活血汤（《中医伤科学讲义》）加减。

组成：当归、赤芍、白芍、生地黄、红花、土鳖虫、骨碎补、煅自然铜、川续断、积雪草、乳香、没药等。

（推荐级别：D）[35,40]

5.4.1.3 后期

损伤日久，以虚多见，或因骨折之时气血耗损过甚而致气血亏虚，因克伐肝肾导致肝肾不足，故治则为补气血、养肝肾、壮筋骨，通过补益气血、肝肾，以促进骨折愈合，强壮筋骨。后期宜采用"补"法，可分别采用补气养血法、补养脾胃法、补益肝肾法。此外，由于损伤日久，瘀血凝结，筋肌粘连挛缩，复感风寒湿邪，关节酸痛、屈伸不利者颇为多见，故补虚之中仍需酌用祛瘀之品，以防留邪不去，积瘀为患，故组方时以补气血、养肝肾药物为主，佐以活血祛瘀药。

5.4.1.3.1 补气养血法

主方：八珍汤（《丹溪心法》）加减。

组成：当归、川芎、白芍、熟地黄、人参、白术、茯苓、炙甘草等。

（推荐级别：D）

5.4.1.3.2 补益肝肾法

主方：壮筋养血汤（《伤科补要》）加减。

组成：白芍、当归、川芎、川续断、红花、生地黄、牛膝、牡丹皮、杜仲等。

（推荐级别：D）[38,39]

5.4.1.3.3 补养脾胃法

主方：补中益气汤（《内外伤辨惑论》）加减。

组成：黄芪、人参、白术、炙甘草、当归、陈皮、升麻、柴胡、生姜、大枣等。

（推荐级别：D）[21]

5.4.1.3.4 舒筋活络法

主方：舒筋汤（《医略六书》）加减。

组成：白芍、熟地黄、菊花、牡丹皮、牛膝、秦艽、白术、枸杞、玉竹等。

（推荐级别：D）[36]

5.4.1.3.5 温经通络法

主方：麻桂温经汤（《伤科补要》）加减。

组成：麻黄、桂枝、红花、白芷、细辛、桃仁、赤芍、甘草等。

（推荐级别：D）[12]

肱骨干骨折按骨折三期辨证用药之外，若出现骨折迟缓愈合者，应重用接骨续筋药，如土鳖虫、自然铜、骨碎补之类；闭合骨折若合并神经损伤，在骨折复位夹板固定后，内服药还应加入行气活血、通经活络之品，如黄芪、地龙等。（推荐级别：E）[37]

5.4.2 中药外治

应用于肱骨干骨折的外用药主要有消瘀退肿的双柏散、舒筋活血的舒筋活络膏、接骨续筋的驳骨散等。对于新伤中后期瘀血积聚者可选用海桐皮汤，但在操作时一定难度；陈伤风湿冷痛、瘀血已初步消散者，可选用上肢损伤洗方。（推荐级别：E）[12,36]

5.4.3 中成药

红药贴膏（气雾剂）外贴：适用于早期。

伤科接骨片、接骨七厘片：适用于中期。（推荐级别：D）[37]

6 功能锻炼

6.1 手术治疗

术后早期需要颈腕吊带保护患肢，可在不引起疼痛的范围内开始主动功能锻炼，可鼓励患者进行洗脸、进餐、写字等日常生活活动。早期的疼痛消失后可开始钟摆运动，可进行肩袖、二头肌、三头肌的等长收缩活动。根据 X 线片检查骨折愈合情况，逐渐进行功能训练。建议在 4～6 周，肩关节的前屈上举不超过 90°，避免肩关节外展。6 周后逐渐开始肩关节各项功能训练，待骨折初步愈合后开始抗阻力量的练习，术后 3 个月后逐渐恢复体育运动。

6.2 非手术治疗

骨折复位固定后，可立即进行手指、腕关节的屈伸活动和伸指握拳活动，逐步开始进行肘、肩关节活动。后期活动量应逐渐加大，手法复位夹板固定者，骨折达临床愈合，拆除夹板后，可逐渐作肩、肘关节综合锻炼，重点是肩外展和外旋运动，防止肩肘关节因固定时间长而致的关节粘连和功能障碍。

7 预防和调护

骨折后若护理不当，不但会给患者造成躯体的疼痛或致延期愈合，甚至可能发生一系列的并发症。具体预防和调护内容包括以下几点。

7.1 情志护理

骨折后患者常有紧张、痛苦等多种情志变化，护士应根据不同的骨折情况分别对患者进行观察和分析，耐心做出合适的解释，如告知患者"此病通过医护人员的精心治疗和患者本人的积极配合是完全可以治愈的"等，从而解除患者心理上的负担。护士应详细说明外固定和功能锻炼的重要性，告知患者过分的心理紧张和情绪不佳反而会影响骨折的愈合，使其情志舒畅地接受治疗。

7.2 病情观察

骨折的患者由于脉络受损，气血运行受阻，会出现肿胀疼痛，应抬高患肢，以利静脉回流，减少和避免肢体肿胀，严密观察肢体远端血液循环，同时还应注意观察皮肤色泽、温度、感觉、活动度等情况，随时调整外固定的松紧度。如出现肢端剧痛、发绀或苍白、皮温下降、感觉减退、肌肉无力、不能主动活动或被动活动等情况，应报告医生，及时处理。

7.3 皮肤护理

密切观察血运情况，发现张力性水疱应及时处理，平时注意保持皮肤的清洁和干燥。若因特殊原因需要长期卧床时，应定时检查易患褥疮的部位，在骶尾部垫气圈或气垫。

7.4 饮食护理

骨折的患者由于失血耗气，中焦运化处于滞化状态，故应禁食生冷、酸苦之品，要时时顾护脾胃。饮食原则为高热量、高维生素、高蛋白、易消化饮食。糖尿病患者应控制血糖，采用糖尿病饮食。骨折早期，气滞血瘀，不可急于服用营养品，应食蔬菜、水果、米粥、面食等，忌食酸辣、油腻及刺激性食物，待病情稳定，二便通畅，舌苔、脉象正常后，再适当给予补养之品。骨折中期，应给予促进接骨、调和营养的食物，如鸡蛋、排骨汤、鱼虾、动物肝肾、胡萝卜、瘦肉、豆制品等，同时加服中药，从而壮骨益髓。

参 考 文 献

［1］王亦璁．骨与关节损伤［M］．4 版．北京：人民卫生出版社，2007．

［2］国家中医药管理局．中医病证诊断疗效标准［S］．南京：南京大学出版社，1994．

［3］中华中医药学会．中医骨伤科常见病诊疗指南［M］．北京：人民卫生出版社，2012．

［4］Thomas P Ruedi，Richard E Buckley，Christopher G Morgan．骨折治疗的 AO 原则［M］．2nd expanded edition．危杰，等，译．上海：上海科学技术出版社，2010．

［5］焦永伟．分时段复位固定法治疗成人肱骨干骨折的临床疗效分析［D］．昆明：云南中医学院，2013．（证据分级：Ⅲ MINORS 量表评分：15 分）

［6］朱永林，庞向华，欧兆强，等．可调式外展架配合中药治疗肱骨干骨折疗效观察［J］．现代中西医结合杂志，2011，20（28）：3517－3518．（证据分级：Ⅱ Jadad 条目评分：3 分）

［7］刘合辉．不同方法治疗肱骨干骨折临床应用分析［J］．医学信息，2015，28（26）：317－318．（证据分级：Ⅲ MINORS 量表评分：15 分）

［8］牟林海．肱骨干骨折中西医治疗综合比较［J］．中国社区医师（医学专业），2012，13（14）：234．（证据分级：Ⅲ MINORS 量表评分：14 分）

［9］Clement ND. Management of Humeral Shaft Fractures；Non－operative versus operative［J］．Arch Trauma Res，2015，4（2）：e28013．（证据分级：Ⅰ AMSTAR 量表评分：7 分）

［10］Middendorp JJ，Kazacsay F，Lichtenhahn P，et al. Outcomes following operative and nonoperative management of humeral midshaft fractures［J］．Eur J Trauma Emerg Surg，2011，37（3）：287－296．（证据分级：Ⅲ MINORS 量表评分：18 分）

［11］Mahabier KC，Vogels LM，Punt BJ，et al. Humeral shaft fractures retrospective results of nonoperative and operative treatment of 186 patients［J］．Injury，2013，44（4）：427－30．（证据分级：Ⅲ MINORS 量表评分：18 分）

［12］杨志．两种方式治疗肱骨干骨折 35 例临床观察［D］．成都：成都中医药大学，2013．（证据分级：Ⅲ MINORS 量表评分：20 分）

［13］杨拯，袁梦郎，邱有，等．闭合性肱骨干骨折患者小夹板外固定与植入物内固定治疗比较的 Meta 分析［J］．中国组织工程研究与临床康复，2010，14（35）：6487－6490．（证据分级：Ⅰ AMSTAR 量表评分：8 分）

［14］祝乾清，左大鹏，王君玲．肱骨干骨折 282 例临床报告［J］．中国骨伤，2007，20（10）：697－699．（证据分级：Ⅲ MINORS 量表评分：13 分）

［15］刘劲肖，和畅，刘万里，等．两种不同方法治疗肱骨干骨折的临床应用及比较［J］．中国民族民间医药，2009，10：66－67．（证据分级：Ⅰ Jadad 条目评分：4 分）

［16］雷小华，胡云辉，王建国．非手术疗法治疗肱骨干骨折 167 例［J］．湖南中医杂志，2001，1（1）：24－25．（证据分级：Ⅲ MINORS 量表评分：15 分）

［17］Gosler MW，Testroote M，Morrenhof JW，et al. Surgical versus non－surgical interventions for treating humeral shaft fractures in adults［J］．Cochrane Database Syst Rev，2012，1：CD008832．（证据分级：Ⅰ AMSTAR 量表评分：10 分）

[18] 陈军，周勇，尹艳，等．小夹板加动态肩外展矫形器治疗肱骨干骨折的优势［J］．中国临床康复，2006，10（9）：146.（证据分级：Ⅱ Jadad 条目评分：4 分）

[19] 崔钟哲，宋兴霞，王奎民，等．愈骨膏外敷加小夹板外固定治疗肱骨干中 1/3 闭合性骨折 29 例临床分析［J］．中国中医药科技，2000（2）：118 - 119.（证据分级：Ⅲ MINORS 量表评分：16 分）

[20] 孙绍卫，肖四旺．手法整复、塑形弹力夹板外固定治疗肱骨干骨折 30 例临床观察［J］．中医药导报，2007，13（1）：46 - 47.（证据分级：Ⅱ Jadad 条目评分：3 分）

[21] 梁洪举，梁洪勋．祖传手法小夹板固定治疗肱骨干骨折 150 例［J］．山东中医杂志，1986（5）：19 - 20.（证据分级：Ⅲ MINORS 量表评分：13 分）

[22] 袁尚锋，陈炼，熊志，等．3 步复位法治疗肱骨干粉碎性骨折 108 例临床观察［J］．中医药导报，2010，16（01）：49 - 50.（证据分级：Ⅰ Jadad 条目评分：3 分）

[23] Sarmiento A, Zagorski JB, Zych GA, et al. Functional bracing for the treatment of fractures of the humeral diaphysis［J］. J Bone Joint Surg Am, 2000, 82（4）：478 - 86. 证据分级：Ⅲ MINORS 量表评分：13 分）

[24] Wali MG, Baba AN, Latoo IA, et al. Internal fixation of shaft humerus fractures by dynamic compression plate or interlocking intramedullary nail a prospective randomised study［J］. Strategies Trauma Limb Reconstr, 2014, 9（3）：133 - 140.（证据分级：Ⅰ Jadad 条目评分：3 分）

[25] Denard A Jr, Richards JE, Obremskey WT, et al. Outcome of nonoperative vs operative treatment of humeral shaft fractures［J］. Orthopedics, 2010, 33（8）.（证据分级：Ⅲ MINORS 量表评分：16 分）

[26] Kurup H, Hossain M, Andrew JG. Dynamic compression plating versus locked intramedullary nailing for humeral shaft fractures in adults［J］. Cochrane Database Syst Rev, 2011（6）：CD005959.（证据分级：Ⅰ AMSTAR 量表评分：10 分）

[27] Esmailiejah AA, Abbasian MR, Safdari F, et al. Treatment of humeral shaft fractures minimally invasive plate osteosynthesis versus open reduction and internal fixation［J］. Trauma Mon, 2015, 20（3）：e26271.（证据分级：Ⅱ Jadad 条目评分：3 分）

[28] Cheng HR, Lin J. Prospective randomized comparative study of antegrade and retrograde locked nailing for middle humeral shaft fracture［J］. J Trauma, 2008, 65（1）：94 - 102.（证据分级：Ⅱ Jadad 条目评分：6 分）

[29] 吴新宝，杨明辉，李庭，等．钢板内固定加植骨治疗肱骨干骨折术后骨不愈合的疗效分析［J］．中华创伤骨科杂志，2006，7：609 - 612.（证据分级：Ⅲ MINORS 量表评分：13 分）

[30] Liu GY, Zhang CY, Wu HW. Comparison of initial nonoperative and operative management of radial nerve palsy associated with acute humeral shaft fractures［J］. Orthopedics, 2012, 35（8）：702 - 708.（证据分级：Ⅰ AMSTAR 量表评分：9 分）

[31] 汪步兴，王青娇，毕卫伟．外固定支架结合自体静脉移植治疗肱骨干骨折并大段肱动脉损伤［J］．中国医药指南，2014，2：159 - 160.（证据分级：Ⅲ MINORS 量表评分：13 分）

[32] Fernandez FF, Eberhardt O, Wirth T. Elastic stable intramedullary nailing as alternative therapy for the management of paediatric humeral shaft fractures［J］. Z Orthop Unfall, 2010, 148（1）：49 - 53.（证据分级：Ⅲ MINORS 量表评分：13 分）

［33］Thomas P Ruedi，Richard E Buckley，Christopher G Morgan. 骨折治疗的 AO 原则 ［M］.2nd expanded edition. 危杰，等，译. 上海：上海科学技术出版社，2010.

［34］Scaglione M，Fabbri L，Dell´Omo D，et al. The role of external fixation in the treatment of humeral shaft ［J］. Injury，2015，46（2）：265 – 269.（证据分级：Ⅲ MINORS 量表评分：14 分）

［35］袁恭贵，曹锐，程亚峰，等. 手法复位小夹板固定配合中药治疗肱骨干骨折 126 例 ［J］. 实用中医药杂志，2010，8：538 – 539.（证据分级：Ⅲ MINORS 量表评分：13 分）

［36］张著贤. 中西医结合治疗肱骨干骨折的临床分析 ［J］. 大家健康（学术版），2015，16：113.（证据分级：Ⅰ Jadad 条目评分：3 分）

［37］刘贵武. 肱骨干骨折术后应用中药治疗的临床研究 ［J］. 中国卫生标准管理，2015，4：97 – 98.（证据分级：Ⅱ Jadad 条目评分：3 分）

［38］杨小平. 非手术综合方法治疗成人肱骨干骨折 41 例 ［J］. 福建医学杂志，2009，3：60 – 61.（证据分级：Ⅲ MINORS 量表评分：13 分）

［39］朱永林，庞向华，欧兆强，等. 可调式外展架配合中药内服治疗肱骨干骨折的疗效观察 ［J］. 辽宁中医杂志，2011，10：2017 – 2018.（证据分级：Ⅱ Jadad 条目评分：3 分）

［40］周帅. 中医治疗肱骨干骨折临床分析 ［J］. 中国中医药咨讯，2012，3（14）：190.（证据分级：Ⅲ MINORS 量表评分：13 分）